《考研中医综合研霸笔记
中药学龙凤诀》编委会

主　编　张　辉　张林峰

编　委　范增慧　何　勇

U0129989

内容提要

　　本书是作者结合考研所做的笔记，内容紧扣最新的考研大纲，以九版《中药学》为主要参考，辅以十版、七版、五版教材及考研要点精心整理与完善而成。本书由核心考点干货篇和冲刺高分杀手锏篇两部分组成，前者着重于基础知识的学习，后者着重于知识的总结提高，是广大考研学子的高分宝典，亦是考研冲刺阶段的得分秘籍。

考研中医综合研霸笔记丛书

考研中医综合研霸笔记
中药学龙凤诀

张　辉　张林峰◎主编

全国百佳图书出版单位
中国中医药出版社
·北　京·

图书在版编目（CIP）数据

考研中医综合研霸笔记中药学龙凤诀 / 张辉，张林峰
主编 . —北京：中国中医药出版社，2023.4
（考研中医综合研霸笔记丛书）
ISBN 978-7-5132-8087-7

Ⅰ . ①考… Ⅱ . ①张… ②张… Ⅲ . ①中药学—硕士
生—入学考试—自学参考资料 Ⅳ . ① R28

中国国家版本馆 CIP 数据核字（2023）第 045491 号

中国中医药出版社出版

北京经济技术开发区科创十三街 31 号院二区 8 号楼
邮政编码　100176
传真　010-64405721
河北品睿印刷有限公司印刷
各地新华书店经销

开本 787×1092　1/32　印张 9.25　字数 200 千字
2023 年 4 月第 1 版　2023 年 4 月第 1 次印刷
书号　ISBN 978 -7-5132-8087-7

定价　35.00 元
网址　www.cptcm.com

服 务 热 线　010-64405510
购 书 热 线　010-89535836
维 权 打 假　010-64405753

微信服务号　**zgzyycbs**
微商城网址　**https://kdt.im/LIdUGr**
官 方 微 博　**http://e.weibo.com/cptcm**
天猫旗舰店网址　**https://zgzyycbs.tmall.com**

如有印装质量问题请与本社出版部联系（010-64405510）
版权专有　侵权必究

前　言

中医考研总分500分，而临床医学综合能力（中医）占300分，是最能拉开差距的一科，考得好与不好甚至可以相差100分以上，因此临床医学综合能力（中医）对考研的成败起着关键性作用，正所谓"得中综者得天下"！中药学是考研中的基础课，不仅药味众多，且每味药需要掌握的内容也庞大繁杂。如何在考研前有限的时间里快速而又高效地掌握这些内容，为考研其他科目腾出更多时间复习是笔者一直思考的问题。

青医说教育专注中医教育7年，在中医考研这一领域更是积累了相当丰富的经验，之前已经出版上市了《考研中医综合研霸笔记中医内科学龙凤诀》《考研中医综合研霸笔记针灸学龙凤诀》，现在《考研中医综合研霸笔记中药学龙凤诀》也要和大家见面了。本书结合最新的考研大纲，对中药学内容进行了系统而有重点的整理总结，首创"一句话记中药法"，功效背诵快而准确，真正做到"一书在手，考的全有，背的牢靠"！能让广大考研学子在最少的时间内学完大纲内容，是考研自始至终的复习宝典！

本书以九版《中药学》教材为参考，并汲取了《中药398味功效记忆宝典》一书之精髓，运用"一句话记中药法"精心编写了每个大纲药物的口诀，力求做到每个口诀都精简、通顺、易转化，纠正了以往书籍口诀不通顺、难转化的缺点，不仅近期记忆效果好，远期的背诵效果也很好，使功效背诵省时省力，大大降低二次复习时间。本书分为核心考点干货篇和冲刺高分杀手锏篇两部分。核心考点干货篇以表格的形式梳理大纲内容，对于重点内容以蓝色字体标出，每节后面都有"药印象"栏目以强调每个药最突出的特点，以使该药给我们留下最重要的印象。冲刺高分杀手锏篇以思维导图及表格的形式总结了历年考题的常考点，如对治疗梅毒药物的总结等。

在使用本书时：

• 建议将大纲药物每7个分为一组，一天背5组，一共35个。

• 背诵的时候，先从药名出发，想一下这句话的意思，然后再出声背，这句话背过后，再背下一个，直到这一组背完后，只看药名，看还能不能背出刚才背的一句话，不能背过的，再背一遍，顺便标记一下。这样再进行下一组，以此类推，直到背完5组。5组背完后，再统一看药名想句子，如不能想起来，背诵后再做标记。

• 当天晚上先看那些最后标记的药物，忘记的背诵并标记，然后再看药名想其他药的句子，如有想不起来的背诵并标记。

• 以后连续两天复习今天背诵的药物，方法还是先看药名想句子，想不起来，背诵后并标记，下次复习时优先复习标记的药物。

• 所有大纲药物背完后，分别在 3、7、15、30、60、90 天后进行复习巩固，这样才能将近期记忆转化为远期记忆。

• 我们背的时候一定要从药名想意思，并出声去背，声音越大越好。

本书虽经笔者反复修改，力求完善，但仍难免存在谬误和疏漏，恳请各位读者批评指正，以便再版时予以修正完善。

我们都是考研过来人，能深刻理解正在复习的师弟师妹，也深知考研复习的不易，在此诚恳地告诫师弟师妹，切勿急躁、懈怠，不管有多么不顺心，都要认真完成每天的计划，将一点一滴的知识汇成大海，只有掌握了海量的考研知识，当身临真正的考场时才会无所畏惧，有所作为。最后，希望备考的各位都能以最好的状态复习考研，尽可能地发挥自己的聪明才智，在考研的战场上创造一个又一个神话！

青医说教育编委会

2023 年 3 月

目　录

上篇　核心考点干货篇

第一章　总论 …………………………………………………………… 3

第二章　解表药 ………………………………………………………… 26
　　第一节　发散风寒药 …………………………………………… 26
　　第二节　发散风热药 …………………………………………… 33

第三章　清热药 ………………………………………………………… 40
　　第一节　清热泻火药 …………………………………………… 40
　　第二节　清热燥湿药 …………………………………………… 45
　　第三节　清热解毒药 …………………………………………… 49
　　第四节　清热凉血药 …………………………………………… 62
　　第五节　清虚热药 ……………………………………………… 66

第四章　泻下药 ……………………………………… 69

　　第一节　攻下药 ……………………………………… 69

　　第二节　润下药 ……………………………………… 72

　　第三节　峻下逐水药 ………………………………… 73

第五章　祛风湿药 …………………………………… 76

　　第一节　祛风寒湿药 ………………………………… 76

　　第二节　祛风湿热药 ………………………………… 81

　　第三节　祛风湿强筋骨药 …………………………… 86

第六章　化湿药 ……………………………………… 89

第七章　利水渗湿药 ………………………………… 93

　　第一节　利水消肿药 ………………………………… 93

　　第二节　利尿通淋药 ………………………………… 96

　　第三节　利湿退黄药 ………………………………… 101

第八章　温里药 ……………………………………… 104

第九章　理气药 ……………………………………… 110

第十章　消食药 ·· 119

第十一章　驱虫药 ·· 123

第十二章　止血药 ·· 127
　　第一节　凉血止血药 ······································· 127
　　第二节　化瘀止血药 ······································· 131
　　第三节　收敛止血药 ······································· 133
　　第四节　温经止血药 ······································· 136

第十三章　活血化瘀药 ··· 139
　　第一节　活血止痛药 ······································· 139
　　第二节　活血调经药 ······································· 144
　　第三节　活血疗伤药 ······································· 150
　　第四节　破血消癥药 ······································· 155

第十四章　化痰止咳平喘药 ····································· 158
　　第一节　温化寒痰药 ······································· 158
　　第二节　清化热痰药 ······································· 163
　　第三节　止咳平喘药 ······································· 170

第十五章　安神药 ···················· 176

　第一节　重镇安神药 ··············· 176

　第二节　养心安神药 ··············· 179

第十六章　平肝息风药 ················ 182

　第一节　平抑肝阳药 ··············· 182

　第二节　息风止痉药 ··············· 186

第十七章　开窍药 ···················· 191

第十八章　补虚药 ···················· 194

　第一节　补气药 ··················· 194

　第二节　补阳药 ··················· 202

　第三节　补血药 ··················· 210

　第四节　补阴药 ··················· 214

第十九章　收涩药 ···················· 222

　第一节　固表止汗药 ··············· 222

　第二节　敛肺涩肠药 ··············· 223

　第三节　固精缩尿止带药 ··········· 228

第二十章　涌吐药 ·· 233

第二十一章　攻毒杀虫止痒药 ······················· 235

第二十二章　拔毒化腐生肌药 ······················· 240

附录：九版教材功效与十版教材功效差异对比 ············· 244

下篇　冲刺高分杀手锏篇

考点归纳思维导图 ·················· 251
药物特殊特点总结 ·················· 265
特殊配伍 ························ 265
常考性味总结 ····················· 266
常考归经总结 ····················· 266
常考药物剂量 ····················· 267
经典表述 ························ 267
多重功用 ························ 268
各章药物总体归经 ················· 271

附件

2023 中医综合试题概况及中药学考试大纲 ············· 273

上篇

核心考点干货篇

第一章　总论

一、中药、本草、中药学的概念

中药	在中医理论指导下，用于预防、治疗、诊断疾病并具有康复与保健作用的物质
本草	由于中药以植物药居多，故有"诸药以草为本"的说法，因此，自古相沿将中药称作本草
中药学	中药学是研究中药的基本理论和常用中药的来源、产地、采集、炮制、性能、功效、临床应用规律等知识的一门学科

二、历代本草学的主要成就及其主要代表作

时期	著作及作者	特点
夏商周	《周礼》	谓："以五味、五谷、五药养其病。"据汉代郑玄注："五药，草、木、虫、石、谷也。"所谓"五药"，并非指五种具体药物，而很可能是当时对药物的初步归纳
	《诗经》	是我国现存文献中最早记载具体药物的书籍，书中收录100多种药用动、植物名称

时期	著作及作者	特点
夏商周	《山海经》	记载药物 120 多种，书中有关于补药和预防的记载，反映了当时我国古代预防医学思想的萌芽
	《黄帝内经》	奠定了四气五味学说的理论基础，是中药归经学说之先导，也是后世中药升降浮沉学说的理论依据。同时书中所提出的五脏苦欲补泻及五运六气与用药的关系，对中药的临床应用曾产生过很大的影响
	《五十二病方》	载药 240 种，医方 280 多个
秦汉	《神农本草经》	现存最早的本草专著，全书载药 365 种，按药物功效的不同分为上、中、下三品。论述了中药的基本理论，首次提出药有"寒热温凉"四气；首次记载"大黄、石膏"；初步总结了四气五味、配伍法度、服药方法。为中药学的全面发展奠定了理论基石。被奉为四大经典之一
两晋南北朝	陶弘景《本草经集注》	"以朱书神农，墨书别录"，小字加注的形式载录。为本草专著，载药 730 种，分玉石、草、木、虫兽、果菜、米食、有名未用七类，首创按药物自然属性分类的方法，改变了"三品混糅，冷热舛错，草木不分，虫兽无辨"的现象。首创"诸病通用药"。首将芍药分为赤芍、白芍两种。首见"服药食忌例"。标志着综合本草模式的初步确立

时期	著作及作者	特点
两晋南北朝	雷敩《雷公炮炙论》	是我国第一部炮制专著，系统介绍了300种中药炮制方法。提出药物经过炮制可以提高药效，降低毒性，便于贮存、调剂、制剂等。标志着本草新分支学科的诞生
	《新修本草》（又名《唐本草》）	我国历史上第一部官修本草。收药844种，新增药物114种，以图文对照的方式，开创了世界药学著作的先河。世界上公开颁布的最早的药典性本草著作，首载"山楂"的本草文献，记载了用羊肝治夜盲症和改善视力的经验
	陈藏器《本草拾遗》	最早提出"十剂分类法"，是中药按功效分类的开始，十剂是指宣、通、补、泄（泻）、轻、重、燥、湿、滑、涩十种分类方法
	《蜀本草》	对药物的性味、形态和产地做了许多补充，绘图也十分精致，颇具特点
	甄权《药性论》	首次记载"神曲功效"的著作
宋金元时期	《开宝重定本草》	宋代第二部官修本草。苏颂称本书"其言药性之良毒，性之寒温，味之甘苦，可谓备且详矣"
	《太平惠民和剂局方》	我国历史上第一部由政府组织编制的成药典
	唐慎微《证类本草》	载药1558种，较前增加476种，附方3000余首，图文并茂，保存了民间用药的丰富经验。为《本草纲目》的诞生奠定了基础
	忽思慧《饮膳正要》	饮食疗法的专著

续表

时期	著作及作者	特点
明代	《本草品汇精要》	编辑的宗旨是"删《证类》之繁以就简，去诸家之讹以从正"。分为玉石、草、木、人、兽、禽、虫鱼、果、米谷、菜等10部，每部又分上、中、下三品，共收载药物1815种，是古代彩绘本草之珍品。是我国封建社会最后一部大型官修本草
	李时珍《本草纲目》	载药1892种，新增药物374种。全面总结了明以前药性理论内容，保存了大量医药文献
	缪希雍《炮炙大法》	明代影响最大的炮制专著，记载了"雷公炮制十七法"
	《白猿经》	所记的用新鲜乌头制取冰晶状的"射罔"，实为乌头碱结晶。
清代	赵学敏《本草纲目拾遗》	对《本草纲目》做了重要的补充和订正
	张仲岩《修事指南》	将历代各家有关炮制记载综合归纳，较为系统地论述了各种炮制方法。是首载冬虫夏草、鸦胆子、太子参的本草文献
民国时期	陈存仁《中国药学大辞典》	全书200万字，收录词目4300条。既广罗古籍，又博采新说，且附有标本图册
	《本草正义》	该书分类承唐宋旧例，对药物功效则根据作者实际观察到的情况及临证用药的具体疗效加以阐述，且对有关中药鉴别、炮制、煎煮方法等亦加以论述

续表

时期	著作及作者	特点
当代	《中华人民共和国药典·一部》	作为中药生产、供应、检验和使用的依据，以法典的形式确定了中药在当代医药卫生事业中的地位，也为中药材及中药制剂质量的提高、标准的确定起了巨大的促进作用，在一定程度上反映当代中药的水平
	《中药大辞典》	共收载中药 6008 种，原植（动）物或药材均附以墨线图形式展现
	《全国中草药汇编》	全书分文字与图谱两部分。文字部分正文收载中草药 2202 种，附录 1723 种，连同附注中记载的中草药，总数在 4000 种以上，并附墨线图近 3000 幅
	《全国中草药汇编彩色图谱》	为配合正文编绘中草药彩图 1156 幅，本书是在大量征集资料和调查研究的基础上，比较系统地、全面地整理了全国中草药关于认、采、种、养、制、用等方面的经验和有关国内外科研技术资料，内容翔实、重点突出、便于应用

三、道地药材的概念与意义

概念	又称地道药材，是优质纯真药材的专用名词，它是指历史悠久、产地适宜、品种优良、产量宏丰、炮制考究、疗效突出、带有地域特点的药材
意义	长期的临床医疗实践证明，重视中药产地与质量的关系，强调道地药材的开发和应用，对于保证中药疗效，起着十分重要的作用

四、部分道地药材及产地

产地	道地药材	产地	道地药材
甘肃	当归	宁夏	枸杞子
青海	大黄	内蒙古自治区	黄芪
东北	人参、细辛、五味子	山西	党参
河南	地黄、牛膝、山药、菊花	云南	三七、茯苓
四川	黄连、川芎、乌头	浙江	白术、乌药
山东	阿胶	江苏	薄荷、苍术
广东	陈皮、砂仁		

五、适时采集中药的目的与方法

目的	动植物在其生长发育的不同时期，其药用部分所含有效成分及有害成分各不相同，药物的疗效和毒副作用也往往有较大差异，药材在适当的时节采集可提高疗效和降低毒副作用
方法	1.全草：大多数植物在枝叶茂盛、花朵初开时采集，如益母草、荆芥、紫苏、豨莶草等。 2.叶类：通常在花蕾将放或正盛开时采收，如枇杷叶、荷叶、大青叶、艾叶等。有些特定的药物如桑叶，需在深秋或初冬经霜后采集。 3.花、花粉：花类药材，一般采收未开放的花蕾或刚开放的花朵，如野菊花、金银花、月季花、旋覆花等。至于蒲黄之类以花粉入药者，则须在花朵盛开时采取。

方法	4. 果实、种子：一般都在果实成熟时采收，如瓜蒌、马兜铃等。在果实未成熟时采收的包括青皮、枳实、覆盆子等。 以种子入药的，通常在果实成熟后采集，如莲子、银杏、沙苑子、菟丝子等。 有些既用全草又用种子入药的，可在种子成熟后割取全草，将种子打下后分别晒干贮存，如车前草与车前子等。 有些种子成熟时易脱落，或果壳易裂开，种子散失者，如茴香、牵牛子、豆蔻、凤仙子等，则应在刚成熟时采集。 容易变质的浆果如枸杞子、女贞子等，最好在略熟时于清晨或傍晚时分采收。 5. 根、根（块）茎：一般以在早春或深秋时节采收为佳，如天麻、葛根、玉竹、大黄、桔梗、苍术等。但也有少数例外，如半夏、延胡索等则要在夏天采收。 6. 树皮、根皮：通常在春、夏时节植物生长旺盛，植物体内浆液充沛时采集，这时药性较强，疗效较高，并容易剥离，如黄柏、杜仲、厚朴等。另有些植物根皮则以秋后采收为宜，如牡丹皮、苦楝皮、地骨皮等。 7. 动物类药材的采集，不具有明显的规律性，因品种不同而采收各异。 夏末秋初捕捉其虫，如全蝎、土鳖虫、地龙、蟋蟀、蝼蛄、斑蝥等虫类药材；有些药材多在秋季形成后采集，如桑螵蛸、露蜂房；夏秋季采取蝉蜕。 全年可以采收唯3～4月最多，如蛇蜕。夏、秋二季采收，如蟾酥。白露节前后林蛙发育最好时采收，如哈蟆油。 海生贝壳类药材多在夏秋季捕采，如石决明、牡蛎、海蛤壳、瓦楞子等。 8. 矿物类药材的成分较为稳定，故全年随时皆可采收

六、中药炮制的概念、目的和主要方法

概念	炮制，古时又称"炮炙""修事""修治"，是指中药在应用或制成各种剂型前，根据中医药理论，依照辨证施治用药的需要和药物的自身性质，以及调剂、制剂的不同要求，而进行必要的加工处理的过程，它是我国的一项传统制药技术，也是中医药学的一大特色
目的	1.纯净药材，保证质量，分拣药物，区分等级。 2.切制饮片，便于调剂制剂。 3.干燥药材，利于贮藏。 4.矫味、矫臭，便于服用。 5.降低毒副作用，保证安全用药。 6.增强药物功能，提高临床疗效。 7.改变药物性能，扩大应用范围。 8.引药入经，便于定向用药
主要方法	1.修治：纯洁（纯净）药材、粉碎药材、切制药材。 2.水治：漂洗、浸泡、闷润、喷洒、水飞。 3.火治：炒、炙、烫 [八版]、煅、煨。 4.水火共治：煮法、蒸法、炖法、焯法、淬法。 5.其他制法：制霜、发酵、发芽、精制、药拌

七、中药药性、药性理论的概念

中药药性	是中药作用的基本性质和特征的高度概括，也是中医药理论指导下认识和使用中药，并用以阐明其药效机制的理论依据
药性理论	研究药性形成的机制及其运用规律的理论称为药性理论，其基本内容包括四气五味、升降浮沉、归经、有毒无毒等。 药性理论是我国历代医家在长期医疗实践中，以阴阳、脏腑、经络学说为依据，根据药物的各种性质及所表现出来的治疗作用总结出来的用药规律

八、四气、五味、归经、升降浮沉

	概念	确定依据	代表药物	作用
四气	四气，就是寒热温凉四种不同的药性，又称四性	以用药反应为依据，以病证寒热为基准	寒凉药：石膏、知母、栀子，缓解或消除阳热证。温热药：附子、肉桂、干姜，缓解或消除阴寒证	寒凉药有清热泻火、凉血解毒、滋阴除蒸、泻热通便、清热利尿、清化热痰、清心开窍、凉肝息风等功效，主要用于实热烦渴、温毒发斑、血热吐衄、火毒疮疡、热结便秘、热淋涩痛、黄疸水肿、痰热喘咳、高热神昏、热极生风等一系列阳热证。温热药有温里散寒、暖肝散结、补火助阳、温阳利水、温经通络、引火归原、回阳救逆等作用，主要用于中寒腹痛、寒疝作痛、阳痿不举、宫冷不孕、阴寒水肿、风寒痹证、血寒经闭、虚阳上越、亡阳虚脱等一系列阴寒证

	概念	确定依据	代表药物	作用
五味	所谓五味，是指药物有酸、苦、甘、辛、咸不同的药味，且具有不同的治疗作用	从药物疗效中推导为主，以口尝获得为辅	辛：紫苏叶发散风寒，木香行气止痛。 甘：人参大补元气，熟地黄滋补精血、神曲消食和胃、饴糖缓急止痛。 酸：五味子固表止汗，五倍子涩肠止泻	辛："能散能行"，即具有发散、行气、行血的作用。解表药、行气药、活血药多具有辛味。辛味药多用治表证及气血阻滞之证。辛能耗气伤血，不宜用于气虚证或阴虚证。 甘："能补能和能缓"，即具有补益、和中、调和药性和缓急止痛的作用。滋养补虚、消食和胃、调和药性及缓解疼痛的药物多具有甘味。甘味药多用治正气虚弱、食积不化、脘腹挛急疼痛及调和药性、中毒解救等几个方面。 酸："能收能涩"，即具有收敛、固涩的作用。一般固表止汗、敛肺止咳、涩肠止泻、固精缩尿、固崩止带的药物多具有酸味。酸味药多用治自汗盗汗、肺虚久咳、久泻久痢、遗精滑精、遗尿尿频、崩带不止等滑脱不禁的病证。

	概念	确定依据	代表药物	作用
五味			苦：黄芩、栀子清热泻火，龙胆草、黄连清热燥湿，知母、黄柏泻火存阴。 咸：芒硝泻热通便，鳖甲软坚消癥	苦："能泄、能燥、能坚"，即具有清泄火热、泄降气逆、通泄大便、燥湿、坚阴（泻火存阴）等作用。一般来讲，清热泻火、下气平喘、降逆止呕、通利大便、清热燥湿、散寒燥湿、泻火存阴的药物多具有苦味。苦味药多用治火热证、喘咳、呕恶、便秘、湿证、阴虚火旺等证。 咸："能下、能软"，即具有泻下通便、软坚散结的作用。一般来讲，泻下通便及软化坚硬、消散结块的药物多具有咸味。咸味药多用治大便燥结、痰核、瘿瘤、癥瘕痞块等证。

续表

	概念	确定依据	代表药物	作用
五味			淡：薏苡仁利水渗湿。涩：莲子固精止带	淡："能渗、能利"，即具有利水渗湿的作用，故有些利水渗湿的药物具有淡味。淡味药多用治水肿、脚气浮肿、小便不利之证。涩：与酸味药的作用相似，具有收敛、固涩的作用。多用治自汗盗汗、久泻久痢、遗尿尿频、遗精滑精、崩带不止等滑脱不禁的病证
归经	归经是指药物对于机体某部分的选择性作用，即某药对某些脏腑经络有特殊的亲和作用	以脏腑经络学说为基础，以药物所治疗的具体病证为依据	朱砂、远志能治心悸失眠，归心经；桔梗、苏子能治喘咳胸闷，归肺经；白芍、钩藤能治胁痛抽搐，归肝经	—

续表

	概念	确定依据	代表药物	作用
升降浮沉	升降浮沉是表示药物对人体作用的不同趋向性。升降浮沉也就是指药物对机体有向上、向下、向外、向内四种不同作用趋向	与四气、五味一样，也同样是通过药物作用于机体所产生的疗效而概括出来的用药理论	"诸花皆升，旋覆独降；诸子皆降，苍耳独升"	花、叶、皮、枝等质轻的药物，大多为升浮药；种子、果实、矿物、贝壳及质量重者，大多为沉降药。升浮药具有疏散解表、宣毒透疹、解毒消疮、宣肺止咳、温里散寒、暖肝散结、温通经脉、通痹散结、行气开郁、活血消癥、开窍醒神、升阳举陷、涌吐等作用。沉降药具有清热泻火、泻下通便、利水渗湿、重镇安神、平肝潜阳、息风止痉、降逆平喘、止呕、止呃、消积导滞、固表止汗、敛肺止咳、涩肠止泻、固崩止带、涩精止遗、收敛止血、收湿敛疮等作用

九、影响升降沉浮的因素

影响药物升降浮沉的因素：四气五味、药物质地轻重、药物的炮制和配伍。

十、中药毒性

中药毒性	概念	中毒的原因	应用有毒中药的注意事项
中药毒性	古代常常把毒药看作是一切药物的总称，而把药物的毒性看作是药物的偏性。现代所谓毒性一般指药物对机体所产生的不良影响及损害性	一是剂量过大；二是误服伪品；三是炮制不当；四是制剂服法不当；五是配伍不当；六药物贮存不当、品种不同、剂型不恰当、给药途径不同、药不对证、自行服药、乳母用药及个体差异（病人的体质、年龄）等也是引起中毒的原因	1. 在应用毒药时要针对体质的强弱、疾病部位的深浅，恰当选择药物并确定剂量，中病即止，不可过服，以防止过量和蓄积中毒。2. 要注意配伍禁忌，凡两药合用能产生剧烈毒副作用的禁止同用，并严格控制毒药的炮制工艺，以降低毒性。3. 对某些毒药要采用适当的制剂形式给药。4. 注意个体差异，适当增减用量，告诫患者不可自行服药。5. 加强药品真伪鉴别，防止伪品混用，注意保管好剧毒中药

十一、中药配伍的概念、目的与方法

概念	按照病情的不同需要和药物的不同特点，有选择地将两种或两种以上的药物配合在一起应用，称作配伍
目的	1.增强药物疗效 2.减轻或消除药物的毒副作用 3.适应复杂病情 4.扩大临床疗效
方法	单味药的应用以及药与药之间的配伍关系称为药物的"七情"，即单行、相须、相使、相畏、相杀、相恶、相反
单行	1.含义：单行就是单独用一味药来治疗某种病情单一的疾病。 2.举例：独参汤、清金散、益母草膏。 3.临床应用：对于病情比较单纯的病证，选择一种针对性较强的药物即可达到治疗目的
相须	1.含义：相须就是两种性能功效类似的药物配合应用，以增强原有药物的功效。 2.举例：麻黄配桂枝，附子配干姜，陈皮配半夏，全蝎配蜈蚣。 3.临床应用：可以起到协同作用，能提高药效
相使	1.含义：就是在性能功效方面有某些共性，或性能功效虽不相同，但是治疗目的一致的药物配合应用，其中以一种药物为主，另一种药物为辅，两药合用，辅药可以提高主药的功效。 2.举例：黄芪配茯苓，枸杞子配菊花，大黄配芒硝，石膏配牛膝，黄连配木香。 3.临床应用：可以起到协同作用，能提高药效

相畏	1.含义：就是一种药物的毒性或副作用能被另一种药物降低或消除。 2.举例：半夏畏生姜，甘遂畏大枣，熟地黄畏砂仁，常山畏陈皮。 3.临床应用：可以减轻或消除毒副作用，以保证安全用药
相杀	1.含义：就是一种药物能够降低或消除另一种药物的毒性或副作用。 2.举例：羊血杀钩吻毒，金钱草杀雷公藤毒，麝香杀杏仁毒，绿豆杀巴豆毒，生白蜜杀乌头毒，防风杀砒霜毒。 3.临床应用：可以减轻或消除毒副作用，以保证安全用药
相恶	1.含义：即两药合用，一种药物能使另一种药物原有功效降低，甚至丧失。 2.举例：人参恶莱菔子，生姜恶黄芩，吴茱萸恶甘草。 3.临床应用：应避免使用
相反	1.含义：就是两种药物同用能产生或增强毒性或副作用。 2.举例：甘草反甘遂，贝母反乌头。 3.临床应用：配伍用药的禁忌

十二、配伍禁忌、妊娠用药禁忌、证候用药禁忌、服药饮食禁忌的概念及内容

（一）配伍禁忌

配伍禁忌	1.概念：就是指某些药物合用会产生或增强剧烈的毒副作用或降低、破坏药效。《神农本草经》曰："勿用相恶、相反者。" 2.内容：包括十八反和十九畏

十八反	十九畏
本草明言十八反， 半蒌贝蔹及攻乌， 藻戟遂芫俱战草， 诸参辛芍叛藜芦	硫黄原是火中精，朴硝一见便相争， 水银莫与砒霜见，狼毒最怕密陀僧， 巴豆性烈最为上，偏与牵牛不顺情， 丁香莫与郁金见，牙硝难合京三棱， 川乌草乌不顺犀，人参最怕五灵脂， 官桂善能调冷气，若逢石脂便相欺， 大凡修合看顺逆，炮炙煿莫相依
乌头（包括川乌、草乌、附子）反浙贝母、川贝母（平贝母、伊贝母、湖北贝母［十版］）、瓜蒌（瓜蒌皮、瓜蒌子［十版］）、天花粉、半夏、白及、白蔹；甘草反甘遂、京大戟、红大戟、海藻、芫花；藜芦反人参、西洋参、党参、丹参、玄参、北沙参、南沙参、苦参、细辛、白芍、赤芍	硫黄畏朴硝（芒硝），水银畏砒霜，狼毒畏密陀僧，巴豆畏牵牛，丁香畏郁金，川乌、草乌畏犀角，牙硝（芒硝）畏三棱，官桂（肉桂）畏赤石脂，人参畏五灵脂

（二）妊娠用药禁忌

妊娠用药禁忌	1. 概念：妊娠用药禁忌是指妇女妊娠期间治疗用药的禁忌。专指妇女妊娠期除中断妊娠、引产外，不能使用的药物。 2. 内容：一般可分为禁用和慎用两大类	
	禁用药	慎用药
	1. 剧毒药 2. 药性峻猛之品 3. 有堕胎作用的药	1. 活血化瘀药 2. 行气药 3. 攻下导滞药 4. 药性辛热的温里药 5. 性质滑利之品

如巴豆、牵牛子、大戟、商陆、麝香、三棱、莪术、水蛭、斑蝥、马钱子、川乌、雄黄、砒石等	如桃仁、红花、牛膝、枳实、大黄、附子、肉桂、干姜、木通、冬葵子、瞿麦等

（三）证候用药禁忌

证候用药禁忌	1. 概念：由于药物的药性不同，其作用各有专长和一定的适应范围，因此对于某类或某种病证，应当避免使用某类或某种药物，称证候用药禁忌，也称为病证用药禁忌。 2. 内容：除了药性极为平和者无须禁忌外，一般药物都有证候用药禁忌，其内容参见各论中每味药物的"使用注意"部分

（四）服药饮食禁忌

服药饮食禁忌	1. 概念：服药时的饮食禁忌是指服药期间对某些食物的禁忌，也就是通常所说的忌口。 2. 内容：分为一般和特殊
一般	**特殊**
一般：应忌食生冷、油腻、腥膻、有刺激性的食物	1. 热性病，应忌食辛辣、油腻、煎炸性食物。 2. 寒性病，应忌食生冷食物、清凉饮料等。 3. 胸痹患者应忌食肥肉、脂肪、动物内脏及烟、酒等。 4. 肝阳上亢头晕目眩、烦躁易怒等应忌食胡椒、辣椒、大蒜、白酒等辛热助阳之品。 5. 黄疸胁痛应忌食动物脂肪及辛辣烟酒刺激物品。 6. 脾胃虚弱者应忌食油炸黏腻、寒冷固硬、不易消化的食物。 7. 肾病水肿应忌食盐、碱过多的和酸辣太过的刺激食品。 8. 疮疡、皮肤病患者，应忌食鱼、虾、蟹等腥膻发物及辛辣刺激性食品

十三、中药剂量的概念及确定剂量的依据

概念	中药剂量是指临床应用时的分量，也称为用量
确定剂量的依据	1. 药物性质。 2. 剂型、配伍、用药目的。 3. 年龄、体质、病情、性别、职业、生活习惯。 4. 地区、季节、居处

十四、中药汤剂的煎煮方法

分类	含义	举例
先煎	主要指一些有效成分难溶于水的金石、矿物、介壳类药物，应打碎先煎 20～30 分钟，再下其他药物同煎，以使有效成分充分析出。此外毒性强的药物，宜先煎 45～60 分钟后再下他药，久煎可以降低毒性，使用药安全	1. 金石、矿物、介壳类：磁石、代赭石、生铁落、生石膏、寒水石、紫石英、龙骨、牡蛎、海蛤壳、瓦楞子、珍珠母、石决明、紫贝齿、龟甲、鳖甲。 2. 毒性药物：附子、川乌、草乌
后下	主要指一些气味芳香或久煎会破坏其有效成分的药物	气味芳香的药物：薄荷、青蒿、砂仁、沉香、白豆蔻、草豆蔻、肉桂[十版]。 不属芳香药，但久煎也能破坏其有效成分：钩藤、大黄、番泻叶

分类	含义	举例
包煎	主要指那些<u>黏性强、粉末状及药材表面带有绒毛的</u>药物	蛤粉、滑石、旋覆花、车前子、蒲黄、灶心土
另煎	又称另炖，主要是指某些<u>贵重药材</u>，为了更好地煎出有效成分应单独另煎	<u>人参、西洋参、羚羊角</u>
烊化	又称溶化，主要是指某些<u>胶类药物及黏性大而易溶的药物</u>，为避免入煎粘锅或黏附其他药物影响煎煮，可单用水或黄酒将此类药加热溶化后，用煎好的药液冲服，也可将此类药放入其他药物煎好的药液中加热烊化后服用	<u>阿胶、鹿角胶、龟甲胶、鸡血藤胶及蜂蜜、饴糖</u>
泡服	又称焗服，主要是指某些有效成分<u>易溶于水或久煎容易破坏</u>药效的药物，可以用少量开水或复方中其他药物滚烫的煎出液趁热浸泡，加盖闷润，减少挥发，半小时后去渣即可服用	<u>西红花、番泻叶、胖大海</u>

分类	含义	举例
冲服	主要指某些<u>贵重药</u>，用量较轻，为防止散失，常需要研成细末制成散剂用温开水或复方其他药物煎液冲服。 某些药物，根据病情需要，为<u>提高药效</u>，也常研末冲服，某些药物<u>高温容易破坏药效或有效成分难溶于水</u>，也只能做散剂冲服。此外，还有一些<u>液体药物</u>等也需冲服	贵重药：<u>麝香、牛黄、珍珠、羚羊角、猴枣、马宝、西洋参、鹿茸、人参、蛤蚧。</u> 提高药效：用于止血的三七、花蕊石、白及，以及用于息风止痉的蜈蚣、全蝎、僵蚕、地龙和用于制酸止痛的海螵蛸、瓦楞子、海蛤壳、延胡索等。 有效成分容易破坏的药物：雷丸、鹤草芽、朱砂等。 液体药物：竹沥汁、姜汁、藕汁、荸荠汁、鲜地黄汁
煎汤代水	主要指某些药物为了防止与其他药物同煎使煎液混浊，难以服用，宜先煎后取其上清液代水再煎煮其他药物。此外，<u>某些药物质轻用量多，体积大，吸水量大</u>也需煎汤代水用	灶心土、玉米须、丝瓜络、金钱草

十五、服药的时间与方法

服药的时间	汤剂一般每日 1 剂，煎 2 次分服，两次间隔时间为 4～6 小时。如急性病、热性病可 1 日 2 剂
按病变部位与性质分	1.病在胸膈以上→眩晕、头痛、目疾、咽痛→饭后服。 2.病在胸腹以下→胃、肝、肾等脏疾患→饭前服。 3.对胃肠有刺激性的药物及消食药→饭后服。 4.补益药→滋腻碍胃→空腹服。 5.驱虫药、攻下药→空腹服。 6.峻下逐水药→晨起空腹时服。 7.一般药物，无论饭前或饭后服，服药与进食都应间隔 1 小时左右，以免影响药物与食物的消化吸收与药效的发挥
按药物作用分	1.截疟药→疟疾发作前的两小时服用。 2.安神药→睡前服一次。 3.涩精止遗药→晚间服一次药。 4.缓泻通便药→睡前服，以便于翌日清晨排便。 5.慢性病定时服。 6.急性病、呕吐、惊厥及石淋、咽喉病→须煎汤代茶饮→不定时服

续表

服药的方法	1. 汤剂：一般宜温服。但解表药要偏热服，服后还须温覆盖好衣被，或进热粥，以助汗；寒证用热药宜热服，热证用寒药宜冷服。真热假寒当寒药温服，真寒假热者则当热药冷服，以防格拒药势。 2. 丸剂：颗粒较小者，可直接用温开水送服；大蜜丸者，可以分成小粒吞服；若水丸质硬者，可用开水溶化后服。 3. 散剂、粉剂：可用蜂蜜调和送服，或装入胶囊中吞服，避免直接吞服，刺激咽喉。 4. 膏剂：宜用开水冲服，避免直接倒入口中吞咽、粘喉而引起呕吐。 5. 颗粒剂、糖浆剂：颗粒剂宜用开水冲服；糖浆剂可以直接吞服 6. 危重病人宜少量频服；呕吐患者可以浓煎药汁，少量频服；对于神志不清或因其他原因不能口服的患者，可采用鼻饲给药法。在应用发汗、泻下、清热药时，要注意患者个体差异，一般得汗、泻下、热降即可停药，适可而止，不必尽剂

第二章 解表药

第一节 发散风寒药

一、功效速记

中药	记忆	功效对照	注释
麻黄	麻汉纸宣传发汗水	散寒通滞 宣肺平喘 发汗解表 利水消肿	麻：麻黄 水：利水消肿、利尿消肿
桂枝	鬼子冲阳气，闻脉发急三喊痛	平冲降逆 助阳化气 温经通脉 发汗解肌 散寒止痛	鬼子：桂枝
紫苏叶	紫苏立案，解散鱼蟹腥气土味痰	理气安胎 解表散寒 解鱼蟹毒 行气宽中 和胃止吐 化痰止咳	紫苏：紫苏叶

续表

中药	记忆	功效对照	注释
生姜	生生解散鱼蟹，文菲画只文鸥	解表散寒 解鱼蟹毒 温肺化痰止咳 温中止呕	生生：生姜
香薷	香入化合发汗水	化湿和中 发汗解表 利水消肿	香入：香薷 化合：化合反应 水：利水消肿、利尿消肿
荆芥	荆姐解散真小闯学	解表散风 透疹、消疮 理血止血	荆姐：荆芥
防风	防诗童曲解省厅造势纸写"之境"	胜湿止痛 祛风解表 升清燥湿 止泻、息风 止痉	防：防风 省厅：升清
羌活	抢纸筒，借伞去除是	止痛 解表散寒 祛风除湿	抢：羌活

续表

中药	记忆	功效对照	注释
白芷	细致去痛表寒鼻，白带有脓痒，辛温肺开窍	祛风止痛 解表散寒 宣通鼻窍 燥湿止带 消肿排脓 祛风止痒	细致：细辛、白芷 白：白芷 白带：燥湿止带 有脓：排脓 痒：止痒
细辛		祛风止痛 解表散寒 通（鼻）窍 温肺化饮 开窍醒神	辛：细辛
藁本	本是寒，去止痛	除湿、散寒 祛风、止痛	本：藁本
苍耳子	辛夷鼻风寒，苍子去是止痛痒	通鼻窍 散风寒 祛风湿止痒 止痛	辛夷：人名 苍子：苍耳子
辛夷		通鼻窍 散风寒	—
葱白	汉阳葱发汗，下乳治痈肿	散寒通阳 发汗解表 通络下乳 外用解毒散结	汉阳：地名 葱：葱白 治痈肿：外用解毒散结

二、考点速览

中药	性味归经	功效	应用	使用
麻黄	辛、微苦、温；肺、膀胱	发汗解表宣肺平喘利水消肿散寒通滞	风寒感冒；胸闷喘咳；风水浮肿；风寒湿痹，阴疽痰核	2～10g（煎）；发汗解表宜生用，止咳平喘多炙用。表虚自汗、阴虚盗汗及肺肾虚喘者均当慎用
桂枝	辛、甘、温；心、肺、膀胱	发汗解肌温通经脉助阳化气平冲降逆散寒止痛	风寒表虚，风寒表实；胸痹心痛，脘腹冷痛，血寒经闭，关节痹痛；痰饮，水肿；心悸，奔豚	3～10g（煎）。外感热病、阴虚火旺、血热妄行等证忌用；孕妇及月经过多者慎用
紫苏叶	辛，温；肺、脾	解表散寒行气宽中和胃止吐理气安胎解鱼蟹毒化痰止咳	风寒感冒，咳嗽呕恶；脾胃气滞，胸闷呕吐，妊娠呕吐；鱼蟹中毒	5～10g（煎），不宜久煎
生姜	辛，微温；肺、脾、胃	解表散寒温中止呕温肺化痰止咳解鱼蟹毒	风寒感冒；脾胃寒证；胃寒呕吐，肺寒咳嗽；生半夏、生南星、鱼蟹中毒	3～10g（煎）。热盛及阴虚内热者忌服

续表

中药	性味归经	功效	应用	使用
香薷	辛，微温；肺、脾、胃	发汗解表化湿和中利水消肿	夏季乘凉、饮冷或外感风寒，内伤暑湿，恶寒、发热、头痛、无汗，腹痛、吐泻；水肿，小便不利，脚气浮肿	3～10g（煎）；用于发表，量不宜过大，且不宜久煎；用于利水消肿，量宜稍大，且须浓煎。表虚有汗及暑热证当忌用
荆芥	辛，微温；肺、肝	解表散风透疹消疮理血止血	寒热感冒，头痛；麻疹不透，风疹瘙痒；疮疡初起兼有表证；吐衄下血，用于吐血、衄血、便血、崩漏等多种出血证	5～10g（煎，后）不宜久煎；用于止血，须炒炭用
防风	辛、甘，微温；膀胱、肝、脾	祛风解表胜湿止痛升清燥湿止泻息风止痉	外感表证，无论寒热；头痛；风湿痹痛；风疹瘙痒；破伤风；泄泻	5～10g（煎）。阴血亏虚、热病动风者不宜使用
羌活	辛、苦，温；膀胱、肾	解表散寒祛风除湿止痛	外感风寒，头痛项强；风寒湿痹，肩背酸痛	3～10g（煎）。阴血亏虚者慎用；用量过多，易致呕吐，脾胃虚弱者不宜服

续表

中药	性味归经	功效	应用	使用
白芷	辛，温；肺、胃、大肠	解表散寒 祛风止痛 宣通鼻窍 燥湿止带 消肿排脓 祛风止痒	风寒感冒、阳明经头痛、眉棱骨痛、齿痛、风湿痹痛等多种痛证；鼻衄、鼻渊、鼻塞流涕；带下证；疮痈肿毒；皮肤风湿瘙痒	3～10g（煎）；外用适量。阴虚血热者忌服
细辛	辛，温；有小毒；心、肺、肾	解表散寒 祛风止痛 通窍 温肺化饮 开窍醒神	风寒感冒，阳虚外感；头痛，牙痛，风湿痹痛；鼻衄，鼻渊；痰饮咳喘；神昏窍闭证	1～3g（煎）；0.5～1g/次（散）；外用适量。气虚多汗、阴虚阳亢头痛、肺燥伤阴干咳或肺热咳嗽者忌用；不宜与藜芦同用
藁本	辛，温；膀胱	祛风散寒 除湿止痛	风寒感冒、颠顶疼痛；风寒湿痹	3～10g（煎）。阴血亏虚、肝阳上亢、火热内盛之头痛者忌服
苍耳子	辛，苦，温；有毒；肺	散风寒 通鼻窍 祛风湿 止痒止痛	风寒头痛；鼻渊，鼻衄，鼻塞流涕；风疹瘙痒；风湿痹痛（湿痹拘挛），四肢拘挛	3～10g（煎）。血虚头痛不宜服用；过量服用易致中毒
辛夷	辛，温；肺、胃	散风寒 通鼻窍	风寒头痛；鼻渊，鼻衄，鼻塞流涕	3～10g（包煎）；外用适量。阴虚火旺者忌服

续表

中药	性味归经	功效	应用	使用
葱白	辛，温；肺、胃	发汗解表 散寒通阳 外用解毒 散结 通络下乳	感冒风寒轻证；阴寒内盛，格阳于外（阴寒格阳）；乳汁郁滞不下，乳房胀痛；疮痈肿毒	3～10g（煎）；外用适量

三、药印象

1.**麻黄**：发汗力强，为发汗解表第一要药，用于无汗表实证，常配桂枝。

2.**桂枝**：发汗之力较麻黄温和，善于宣卫气，畅营血，助卫实表，发汗解肌，当与白芍同用调和营卫。

3.**紫苏叶**：发汗解表散寒之力较温和，单用适于风寒感冒轻证及老人，或体弱之人感受风寒；重证须与其他发散风寒药同用。

4.**生姜**：发散风寒作用较弱，适用于风寒感冒轻证；止呕功良，有"呕家圣药"之称，可用于胃寒呕吐。

5.**香薷**：既解表散寒，又化湿和中祛暑，多用于风寒感冒而兼脾胃湿困，故前人称其为"夏月解表之药"。

6.**荆芥**：药性和缓，为发散风寒药中药性最为平和之品。

7.**防风**：既散外风，又息内风，"为治风之通用药"。

8.**羌活**：既能解表散寒，又祛风胜湿止痛，适用于外感风寒夹湿之风寒感冒；善入足太阳膀胱经，以除肩背之痛见长。

9. 白芷：祛风解表散寒之力较温和，兼有**止痛**、**通鼻窍**之功，适宜于风寒感冒而兼有**头身疼痛**、**鼻塞流涕之证**；善入足阳明胃经，阳明经头额痛及牙龈肿痛尤多为用。

10. 细辛：既散风寒，又通窍止痛，宜于治疗风寒感冒见**鼻塞流涕者**；治少阴头痛；有小毒，"细辛用量不过钱"。

11. 藁本：善达颠顶，以发散太阳经风寒湿邪见长，常用治太阳风寒证。

12. 苍耳子：善于通窍以除鼻塞、鼻内胀痛，为治鼻渊、鼻鼽之良药。

13. 辛夷：为治鼻渊、鼻鼽、鼻塞流涕之要药。

14. 葱白：药力较弱，适宜于风寒感冒轻证。

第二节　发散风热药

一、功效速记

中药	记忆	功效对照	注释
蔓荆子	仅头风热风痛，薄荷方茴头风热始终受气真咽	清利头目 疏散风热 祛风止痛	仅：蔓荆子 头：清利头目 薄荷：一人名 方茴：人名
薄荷		清利头目 疏散风热 化湿和中 疏肝行气 透疹，利咽 芳香辟秽	

续表

中药	记忆	功效对照	注释
牛蒡子	菲珍常帮淑芬姐读研种秧	宣肺祛痰透疹 滑肠通便 疏散风热 清热解毒 利咽 消肿止痒	菲珍：一人名 常：滑肠通便/润肠通便 帮：牛蒡子 淑芬：疏风
蝉蜕	树热鸣蝉开音，名医颈枕安神	疏散风热 利咽开音 明目退翳 解痉镇静安神 透疹止痒 息风止痉	鸣蝉：蝉蜕 开音：利咽开音
桑叶	桑菊疏风抑肝目，叶凉清肺燥，菊花毒散痈肿	疏散风热 平抑肝阳 清肝明目 凉血止血 清肺润燥	桑菊：桑叶、菊花 肝目：清肝明目 叶：桑叶 凉：凉血止血 毒：解毒/清热解毒
菊花		疏散风热 平抑肝阳 清肝明目 清热解毒 消散痈肿	
柴胡	拆肝郁首推举截截	疏肝解郁 疏散少阳之邪 退热 升举阳气 退热截疟	拆：柴胡 肝郁：疏肝解郁 举：升举阳气 截截：一人名

续表

中药	记忆	功效对照	注释
升麻	升麻都发疹斑	升举阳气 清热解毒 发表透疹化斑	升麻：升举阳气 都：毒→解毒/清热解毒
葛根	哥哥仅渴偷升酒，姐姐鸡腿统统摞	生津止渴 透疹 升阳止泻 解酒毒 解肌退热 通经活络	哥哥：葛根 升：升阳止泻 酒：解酒毒
淡豆豉	豆豉郁热解表烦健胃消食助消化	宣发郁热 解表、除烦 健胃、助消化	豆豉：淡豆豉
浮萍	评评旋风——利小镇治羊彪悍	宣散风热 利尿消肿 透疹止痒 发汗解表	评评：浮萍

二、考点速览

中药	性味归经	功效	应用	使用
蔓荆子	辛、苦，微寒（平[五版]）；膀胱、肝、胃	疏散风热 清利头目 祛风止痛	风热感冒头痛、头昏；目赤多泪，目暗不明，齿龈肿痛；头晕目眩；风湿痹痛	5～10g（煎）

续表

中药	性味归经	功效	应用	使用
薄荷	辛，凉；肺、肝	疏散风热 清利头目 利咽、透疹 疏肝行气 化湿和中 芳香辟秽	风热感冒，温病初起；风热上攻，头痛眩晕，目赤多泪；喉痹，咽喉肿痛，口舌生疮；麻疹不透，风疹瘙痒；肝郁气滞，胸胁胀闷，月经不调；脘腹胀痛，呕吐泄泻	3～6g（煎，后下）；薄荷叶长于发汗解表，薄荷梗偏于行气和中。体虚多汗者不宜使用
牛蒡子	辛、苦，寒；肺、胃	疏散风热 宣肺祛痰 透疹清热 解毒利咽 滑肠通便 消肿止痒	风热感冒，温病初起，咳嗽痰多；麻疹不透，风疹瘙痒；痈肿疮毒，丹毒，痄腮，咽喉肿痛	6～12g（煎）；炒用可使其苦寒及滑肠之性略减。性寒，滑肠通便，气虚便溏者应慎用
蝉蜕	甘，寒；肺、肝	疏散风热 利咽开音 透疹止痒 明目退翳 解痉 镇静安神 息风止痉	风热感冒，温病初起，发热，头痛，咽痛音哑；麻疹不透，风疹瘙痒；目赤翳障；急慢惊风（惊风抽搐），破伤风；小儿夜啼不安	3～6g（煎）。《名医别录》有"主妇人生子不下"的记载，故孕妇当慎用

续表

中药	性味归经	功效	应用	使用
桑叶	甘、苦，寒；肺、肝	疏散风热 清肺润燥 平抑肝阳 清肝明目 凉血止血	风热感冒，温病初起；肺热咳嗽，燥热咳嗽；肝阳上亢，眩晕头痛；目赤昏花、涩痛、多泪；血热妄行之咳血、吐血、衄血	5～10g（煎）；桑叶蜜炙能增强润肺止咳作用
菊花	辛[十版]、甘、苦，微寒；肺、肝	疏散风热 平抑肝阳 清肝明目 清热解毒 消散痈肿	风热感冒，温病初起；肝阳头痛及肝阳上亢头痛、眩晕；目赤昏花；疮痈肿毒	5～10g（煎）；疏散风热宜用黄菊花；平肝、清肝明目多用白菊花
柴胡	辛、苦，微寒；肝、胆、肺	疏散少阳之邪 退热 疏肝解郁 升举阳气 退热截疟	表证发热，寒热往来；肝郁气滞，胸胁胀痛，月经不调，痛经；气虚下陷（胃下垂，肾下垂[十版]）子宫脱垂，脱肛；疟疾	3～10g（煎）；古人有"柴胡截肝阴"之说，阴虚阳亢，肝风内动，阴虚火旺及气机上逆者忌用或慎用
升麻	辛、微甘，微寒；肺、脾、胃、大肠	发表透疹 清热解毒 升举阳气 化斑	风热感冒，发热头痛；麻疹不透；齿痛口疮，咽喉肿痛，温毒发斑（阳毒发斑）；气虚下陷，脱肛，脏器脱垂，崩漏下血	3～10g（煎）；发表透疹、清热解毒宜生用，升阳举陷宜炙用。麻疹已透、阴虚火旺、阴虚阳亢者忌用

续表

中药	性味归经	功效	应用	使用
葛根	甘、辛，凉；脾、胃、肺	解肌退热 生津止渴 透疹 升阳止泻 通经活络 解酒毒	表证发热头痛，项背强痛；热病口渴，消渴证；麻疹不透；湿热泻痢，脾虚泄泻；中风偏瘫，胸痹心痛，眩晕头痛；酒毒伤中	10～15g（煎）；解肌退热、透疹、生津、通经活络、解酒毒宜生用，升阳止泻宜煨用
淡豆豉	苦、辛，凉；肺、胃	解表、除烦 宣发郁热、 健胃助消化	外感风寒或风热的发热、恶风寒、头痛；热病胸中烦闷，虚烦不眠	6～12g（煎）
浮萍	辛、寒；肺、膀胱	宣散风热 透疹止痒 利尿消肿 发汗解表	风热感冒，发热无汗；麻疹不透；风疹瘙痒；水肿尿少兼风热表证	3～9g（煎）；外用适量，煎汤浸洗。表虚自汗者不宜用

三、药印象

1. 蔓荆子：善散头面风热之邪；疏散风热作用较桑叶为强。

2. 薄荷：发汗之力为发散风热药中最强，为疏散风热常用之品。

3. 牛蒡子：解表药中的清热解毒药；性偏滑利，兼通利二便。

4. 蝉蜕：长于宣肺利咽疗哑；既祛外风，又息内风。

5. 桑叶：既疏散风热，又清肺润燥，宜治风热感冒或温病初起，发热、咽痒、咳嗽者。

6. 菊花：既治风热目赤，又治肝热目赤。

7. 柴胡：可疏散少阳之邪，为治疗少阳证要药，配伍黄芩和解少阳；为治疗疟疾寒热的常用药。

8. 升麻：治外感风热夹湿之阳明经头痛；主升脾胃清阳之气；是发散风热药中的清热解毒药。

9. 葛根：为治外感表证，项背强痛的要药。

10. 淡豆豉：发汗解表之力颇为平稳，无论风寒、风热皆可使用。

11. 浮萍：具疏散风热、宣肺发汗之功，较宜于风热感冒及发热无汗等症。

第三章 清热药

第一节 清热泻火药

一、功效速记

中药	记忆	功效对照	注释
石膏	是搞短急创学，生火出科驱暑	煅：收湿生肌，敛疮止血 生：清热泻火除烦止渴，祛暑热	是搞：石膏 是：收湿 短：煅 学：血→止血 火：清热泻火
知母	知热火滋润	清热泻火 滋阴润燥	知：知母
芦根	尽可跟欧凡火里尿	生津止渴 止呕，除烦 清热泻火 利尿	跟：芦根 欧凡：人名 火：清热泻火

续表

中药	记忆	功效对照	注释
天花粉	小农热火天尽渴	消肿排脓 清热泻火 生津止渴	天：天花粉
淡竹叶	凡客卸货淡竹林	除烦止渴 清热泻火 利尿通淋	凡客：购物网站 淡竹：淡竹叶 林：淋→利尿通淋
栀子	侄子泻烦两度要惹事，外用消肿痛	泻火除烦 利尿 凉血解毒 清热利湿退黄 外用消肿止痛	侄子：栀子 要：尿（利尿）
夏枯草	明干活吓哭，三姐笑死呀	明目 清肝泻火 散结消肿 清热降血压	吓哭：夏枯 死：清热解毒
决明子	清明常泻火平肝	清肝明目 润肠通便 清热泻火 平抑肝阳	名字：决明子
密蒙花	秘密养肝目，轻轻泻火翳	养肝明目 清热泻火 退翳	秘密：密蒙花

二、考点速览

中药	性味归经	功效	应用	使用
石膏	甘、辛，大寒；肺、胃	生用：清热泻火除烦止渴祛暑热煅用：收湿、生肌敛疮、止血	温热病气分实热证；肺热喘咳证；胃火亢盛，牙痛，头痛，内热消渴；溃疡不敛，湿疹瘙痒，水火烫伤，外伤出血	生用：15～60g（煎，先入），打碎先煎，煅石膏外用适量，研末外撒患处。脾胃虚寒及阴虚内热者忌用
知母	苦、甘，寒；肺、胃、肾	清热泻火滋阴润燥	外感热病，高热烦渴；肺热咳嗽，阴虚燥咳，痰稠；骨蒸潮热；内热消渴，肠燥便秘	6～12g（煎）；清热泻火宜生用，滋阴降火宜盐水炙用。有滑肠作用，脾虚便溏者慎用
芦根	甘，寒；肺、胃	清热泻火生津止渴除烦止呕利尿	热病烦渴；肺热咳嗽，肺痈吐脓；胃热呕哕；热淋涩痛	15～30g（煎）；鲜品用量加倍，或捣汁用。脾胃虚寒者慎用
天花粉	甘、微苦，微寒；肺、胃	清热泻火生津止渴消肿排脓	热病烦渴；肺热燥咳，咳血；化燥伤津之消渴，内热消渴；疮疡肿毒	10～15g（煎）。天花粉有引产和终止妊娠的作用，孕妇慎用。不宜与川乌、草乌、附子同用

续表

中药	性味归经	功效	应用	使用
淡竹叶	甘、淡，寒；心、胃、小肠	清热泻火除烦止渴利尿通淋	热病烦渴；心火上炎之口舌生疮，心火下移小肠之小便短赤涩痛	6～10g（煎）阴虚火旺、骨蒸潮热者不宜使用[十版]
栀子	苦，寒；心、肺、三焦（胃[五版]）	泻火除烦利尿清热利湿退黄凉血解毒外用消肿止痛	热病心烦；湿热黄疸；血淋，淋证涩痛；血热吐衄；目赤肿痛；热毒疮疡；扭挫伤痛	6～10g（煎）；生品外用适量，研末调敷。生栀子走气分而清热泻火，焦栀子入血分而凉血止血。苦寒伤胃，脾虚便溏者慎用
夏枯草	辛、苦，寒；肝、胆	清肝泻火明目散结消肿清热降血压	肝火上炎之目赤肿痛、头痛眩晕、目珠夜痛；瘿瘤、瘰疬；乳痈，乳癖，乳房胀痛	9～15g（煎）。脾胃虚弱者慎用
决明子	甘、苦、咸，微寒；肝、大肠	清肝明目润肠通便清热泻火平抑肝阳	目赤涩痛，羞明多泪，视物昏花，目暗不明；头痛眩晕；肠燥便秘	9～15g（煎）。气虚便溏者慎用。用于润肠通便不宜久煎

续表

中药	性味归经	功效	应用	使用
密蒙花	甘，微寒；肝	*清热泻火养肝明目退翳*	目赤肿痛，羞明多泪，目生翳膜；肝虚目暗，视物昏花	3～9g（煎）

三、药印象

1. **石膏**：寒能清热泻火，甘能除烦止渴，为清泻肺、胃二经气分实热之要药，常与知母相须为用。

2. **知母**：上以清肺，中以凉胃，下泻肾火；既清气分实热，又退虚热。

3. **芦根**：清热作用较强，又可除烦，可用于热病烦渴，舌燥少津。

4. **天花粉**：既清肺胃二经实热，又生津止渴，常用治热病烦渴。

5. **淡竹叶**：相比竹叶，长于清热利尿，而清心泻火之力较弱。

6. **栀子**：归心、肺、胃、三焦经，能清泻三焦火邪，清心除烦，为治热病心烦、燥扰不宁之要药。

7. **夏枯草**：主入肝经，清肝火之力较强。

8. **决明子**：清肝火而兼有润肠通便作用；明目之力较强。

9. **密蒙花**：既能清肝，又能养肝，故实证虚证多种目疾均可应用。

第二节　清热燥湿药

一、功效速记

中药	记忆	功效对照	注释
黄连	黄连清早泻火毒哩，伯伯向古筝勤学太	清热燥湿 泻火解毒 止痢	黄连：人名 伯伯：黄柏 勤：黄芩 学：血→止血 太：安胎
黄柏		清热燥湿 泻火解毒 泻相火 除骨蒸	
黄芩		清热燥湿 泻火解毒 止血 安胎	
龙胆	龙胆青枣干蛋和	清热燥湿 泻肝胆火	和：读作"huó"
秦皮	秦皮清早待命收只梨，干	清热燥湿 止带 清肝明目 收涩止痢	秦皮：人名
苦参	苦参崇仰惹事毒鸟	祛风杀虫止痒 清热燥湿 利尿	苦参：人名

续表

中药	记忆	功效对照	注释
白鲜皮	白鲜清早养毒 bee	清热燥湿 祛风止痒 解毒 通痹	白鲜：人名 bee（蜜蜂）：痹

二、考点速览

中药	性味归经	功效	应用	使用
黄芩	苦，寒；肺、胆、脾、大肠、小肠	清热燥湿泻火解毒止血安胎	湿温暑湿，胸闷呕恶，湿热痞满，泻痢，黄疸；肺热咳嗽，高热烦渴；痈肿疮毒；血热吐衄（血热出血）；胎热之胎动不安	3～10g（煎）；清热泻火、解毒多生用，安胎多炒用，清上焦热可酒炙用，止血宜炒炭用。脾胃虚寒者不宜用
黄连	苦，寒；心、脾、胃、肝、胆、大肠	清热燥湿泻火解毒止痢	湿热痞满，呕吐，湿热泻痢；高热神昏，心火亢盛，心烦不寐，心悸不宁；血热吐衄；胃热呕吐吞酸，消渴，胃火牙痛；痈肿疔疮，目赤肿痛，口舌生疮；湿疹，湿疮，耳道流脓	2～5g（煎）；外用适量。大苦大寒，脾胃虚寒者忌用；苦燥易伤阴津，阴虚津伤者慎用

续表

中药	性味归经	功效	应用	使用
黄柏	苦，寒；肾、膀胱	清热燥湿泻火解毒泻相火除骨蒸	湿热泻痢，黄疸尿赤，湿热带下，阴痒，热淋；脚气痿躄；骨蒸劳热，盗汗，遗精；疮疡肿毒，湿疹湿疮	3～12g（煎）；外用适量。清热燥湿，凉血解毒宜生用；滋阴降火宜盐炙用；止血多炒炭用［十版］。苦寒伤胃，脾胃虚寒者忌用
龙胆	苦，寒；肝、胆	清热燥湿泻肝胆火	湿热黄疸，阴肿阴痒，湿热下注之带下，湿疹瘙痒；肝火头痛，目赤肿痛，耳鸣耳聋，胁痛口苦，强中，肝经热盛、热极生风所致的惊风抽搐	3～6g（煎）；脾胃虚寒者忌用，阴虚津伤者慎用
秦皮	苦、涩，寒；肝、胆、大肠	清热燥湿收涩止痢止带、清肝明目	湿热泻痢，赤白带下；肝热目赤肿痛、目生翳膜	6～12g（煎）；外用适量，煎洗患处。脾胃虚寒者忌用
苦参	苦，寒；心、肝、胃、大肠、膀胱	清热燥湿祛风杀虫止痒利尿	湿热泻痢，便血，黄疸，湿热（赤白）带下，阴肿阴痒；湿疹湿疮，皮肤瘙痒，疥癣麻风，滴虫性阴道炎；湿热蕴结之小便不利、灼热涩痛、尿闭不通	4.5～9g（煎）；外用适量，煎汤熏洗患处。脾胃虚寒者及阴虚津伤者忌用或慎用［十版］；不宜与藜芦同用

续表

中药	性味归经	功效	应用	使用
白鲜皮	苦，寒；脾、胃、膀胱	清热燥湿 祛风止痒 解毒通痹	湿热疮毒，黄水淋漓，湿疹风疹、疥癣疮癞；湿热黄疸尿赤；风湿热痹、红肿热痛	5～10g（煎）；外用适量，煎汤洗或研粉敷。脾胃虚寒者慎用

三、药印象

1. **黄芩**：偏于清中、上焦湿热，清泻上焦肺火，为治肺热咳嗽之要药。

2. **黄连**：清热燥湿之力大于黄芩，偏于清中焦湿热，并善泻心经实火；为治湿热泻痢之要药。

3. **黄柏**：偏于清泻下焦湿热，善清肾火、除骨蒸，常与知母相须为用；既能清实热，又能退虚热。

4. **龙胆**：善清下焦肝胆湿热，常用治下焦湿热所致诸证；泻肝火力强，可用于肝经热盛，热极生风之抽搐。

5. **秦皮**：善清燥下焦湿热。

6. **苦参**：善清燥下焦湿热；为治皮肤病之要药，内服外用均可。

7. **白鲜皮**：李时珍称其为"诸黄风痹之要药"。

第三节　清热解毒药

一、功效速记

中药	记忆	功效对照	注释
金银花	银翘都疏风清活，花靓丽，姐说用伞清头，连总结新鸟	**清热解**毒 疏**散风热** **清热泻火** **凉血**止痢 消散痈肿 清解暑热 清头目	银翘：金银花、连翘 都：清热解毒 花：金银花 连：连翘
连翘		**清热解**毒 疏**散风热** **清热泻火** 消**肿散**结 清**心**利尿 解疮毒	
穿心莲	心莲解毒两种枣	**清热解**毒 凉**血** 消**肿** 燥**湿**	心莲：穿心莲

续表

中药	记忆	功效对照	注释
大青叶	清野咽血，死斑疫	清热解毒 利咽 凉血消斑 退热 凉血消肿 解温疫时毒	清野：大青叶 死：清热解毒
青黛	清代死斑，肝痉凉止血	清热解毒 凉血消斑 清肝 泻火定惊 息风止痉 凉血止血	清代：青黛 死：清热解毒
板蓝根	蓝蓝良言请戒赌上班	凉血消斑 利咽 清散结热 解毒	蓝蓝：板蓝根 上：散（热）
贯众	观众都学杀虫	清热解毒 止血 杀虫	观众：贯众 都：解毒→清热解毒 学：血→止血
蒲公英	普攻史林目肿痛，热都要总结同褥	利湿通淋 清肝明目 清热解毒 消肿散结 疏郁通乳	普攻：蒲公英史 林：人名 目肿痛：清肝明目 同褥：通乳

中药	记忆	功效对照	注释
紫花地丁	两种紫花解热蛇毒	凉血消肿 清热解毒 解蛇毒	紫花：紫花地丁 解热毒：清热解毒
野菊花	夜华四平种烟逢热	清热解毒 泻火平肝 消肿止痛 利咽 疏散风热	夜华：野菊花／人名 四——死——清热解毒 烟：咽 逢热：风热
重楼	干净路都种桐雪	凉肝定惊 清热解毒 消肿止痛 化瘀止血	路：重楼
漏芦	涌入尽买漏斗	消痈散结 通经下乳 舒筋通脉 清热解毒	漏：漏芦 斗：毒→清热解毒
土茯苓	都市屠夫利关节种汞毒	解毒除湿 通利关节 消肿散结 解汞毒	屠夫：土茯苓 种：肿
鱼腥草	都淋姓曹校牌	清热解毒 利尿通淋 消痈排脓	都：毒→清热解毒 淋：利尿通淋 姓曹：鱼腥草

续表

中药	记忆	功效对照	注释
大血藤	大伙活血死痈痛	活血 清热解毒 消痈祛风 止痛	大伙：大血藤 死：清热解毒
败酱草	败将瘀痛都痈脓	祛瘀止痛 清热解毒 消痈排脓	败将：败酱草
射干	设宴谈热度	利咽，消痰 清热解毒	设：射干
山豆根	山根都种烟，肥美	清热解毒 消肿利咽 清肺胃火	都：毒→清热解毒 肥美：肺胃
马勃	马勃死热血，非焉？	清热解毒 疏散风热 止血 清肺利咽	马勃：人 死：清热解毒
白头翁	早市白头翁都量力伞语花	清热燥湿 清热解毒 凉血止痢 散瘀化滞	—
马齿苋	马驰两学治痢毒尿	凉血收敛止血 止痢 清热解毒 利尿通淋	马驰：马齿苋 / 人名

续表

中药	记忆	功效对照	注释
鸦胆子	丫蛋室友都接力，情感淡，是傻的	**外用腐**蚀赘疣 **清热解**毒 截疟 **止**痢 清肝胆湿热 杀虫	丫蛋：鸦胆子 都：毒→清热解毒
半边莲	利小都变脸	利尿消肿 **清热解**毒 利水祛湿	变脸：半边莲
白花蛇舌草	舌草都淋湿	**清热解**毒 利湿通淋 治毒蛇咬伤	舌草：白花蛇舌草 淋湿：利湿通淋
山慈菇	谈三次清毒	化痰散结 **清热解**毒	三次：山慈菇
熊胆粉	细致清目都熊粉，消散痈肿凉心肝	**息风止**痉 清肝明目 **清热解**毒 消散痈肿 凉心清肝	熊粉：熊胆粉

53

二、考点速览

中药	性味归经	功效	应用	使用
金银花	甘，寒；肺、心、胃（大肠〔五版〕）	清热解毒 疏散风热 清热泻火 凉血止痢 消散痈肿 清解暑热 清头目	痈肿疔疮，喉痹，丹毒；风热感冒，温病发热；热毒血痢；咽喉肿痛、小儿热疮及痱子〔七版〕	6～15g（煎）。生：疏散风热、清泄里热；炒炭：凉血止痢；露剂：暑热烦渴。脾胃虚寒及气虚疮疡脓清者忌用
连翘	苦，微寒；肺、心、小肠	清热解毒 消肿散结 清热泻火 疏散风热 清心利尿 解疮毒	痈疽，瘰疬，乳痈，丹毒；风热感冒，温病初起，温热入营，高热烦渴，神昏发斑；热淋涩痛	6～15g（煎）；脾胃虚寒及气虚脓清者不宜用
穿心莲	苦，寒；心、肺、大肠、膀胱	清热解毒 凉血 消肿 燥湿	风热感冒，温病初起；咽喉肿痛，口舌生疮；顿咳劳嗽，肺痈吐脓；痈肿疮疡，蛇虫咬伤；湿热泻痢，热淋涩痛，湿疹瘙痒	6～9g（煎）；多作丸、片剂服用；外用适量。不宜多服久服；脾胃虚寒者不宜用

中药	性味归经	功效	应用	使用
大青叶	苦，（大）寒；心、胃（肺[五版]）	清热解毒 凉血消斑 退热 利咽 凉血 消肿 解温疫时毒	温病高热，神昏，发斑发疹；痄腮，喉痹，口疮，丹毒，痈肿	9～15g（煎）；外用适量。脾胃虚寒忌用
青黛	咸，寒；肝	清热解毒 凉血消斑 清肝泻火定惊 息风止痉 凉血止血	温毒发斑，血热吐衄；喉痹口疮，痄腮，火毒疮疡；肝火犯肺，胸痛咳血；小儿惊痫	1～3g（丸、散）；外用适量。胃寒者慎用
板蓝根	苦，寒；心、胃	清热解毒 凉血消斑 利咽散结	瘟疫时毒，发热咽痛；温毒发斑，痄腮，烂喉丹痧，大头瘟疫，丹毒，痈肿	9～15g（煎）。体虚而无实火者忌服，脾胃虚寒者慎用
贯众	苦，微寒，有小毒；肝、胃	清热解毒 止血 杀虫	时疫感冒，风热头痛，温毒发斑；痄腮，疮疡肿毒，血热崩漏；虫积腹痛	5～10g（煎）；外用适量；生：杀虫、清热解毒；炒炭：止血。有小毒，不宜过量服用；服用时忌油腻；脾胃虚寒者及孕妇慎用

续表

中药	性味归经	功效	应用	使用
蒲公英	苦、甘，寒；肝、胃	清热解毒消肿散结利湿通淋清肝明目疏郁通乳	疔疮肿毒，乳痈，肺痈，肠痈，瘰疬；湿热黄疸，热淋涩痛；肝火上炎之目赤肿痛	10～15g(煎)；外用鲜品适量捣敷，或煎汤熏洗患处。用量大可致缓泻
紫花地丁	苦、辛，寒；心、肝	清热解毒凉血消肿解蛇毒	疔疮肿毒，痈疽发背，丹毒，乳痈，肠痈；毒蛇咬伤；肝热目赤肿痛及外感热病	15～30g(煎)；外用鲜品适量，捣烂敷患处。体质虚寒者忌服
野菊花	苦、辛，微寒；肝、心	清热解毒泻火平肝消肿止痛利咽疏散风热	疔疮痈肿，咽喉肿痛；目赤肿痛，头痛眩晕	9～15g(煎)；外用适量，煎汤外洗或制膏外涂
重楼	苦，微寒，有小毒；肝	清热解毒消肿止痛凉肝定惊化瘀止血	疔疮痈肿，咽喉肿痛，蛇虫咬伤；惊风抽搐；跌仆伤痛	3～9g(煎)；外用适量，研末调敷。体虚无实火热毒者，孕妇及患阴证疮疡者均忌服
漏芦	苦，寒；胃	清热解毒消痈散结通经下乳舒筋通脉	乳痈肿痛，痈疽发背，瘰疬疮毒；乳汁不通；湿痹拘挛	5～9g(煎)；外用研末调敷，或煎水洗。孕妇慎用(气虚、疮疡平塌者及孕女妇忌服[七版])

中药	性味归经	功效	应用	使用
土茯苓	甘、淡，平；肝、胃	解毒除湿 通利关节 消肿散结 解汞毒	梅毒及汞中毒所致的肢体拘挛、筋骨疼痛；湿热淋浊，带下，疥癣，湿疹瘙痒；痈肿，瘰疬	15～60g(煎)；外用适量。肝肾阴虚慎服；服时忌茶
鱼腥草	辛，微寒；肺	清热解毒 消痈排脓 利尿通淋	肺痈吐脓，痰热喘咳；痈肿疮毒；热淋，热痢	15～25g（煎，后下），不宜久煎；鲜品用量加倍，水煎或捣汁服；外用适量，捣敷或煎汤熏洗患处。虚寒证及阴性疮疡忌服
大血藤	苦，平；大肠、肝	清热解毒 活血消痈 祛风止痛	肠痈腹痛，热毒疮疡；经闭痛经，跌仆肿痛；风湿痹痛	9～15g（煎）；外用适量。孕妇慎服
败酱草	辛、苦，微寒；胃、大肠、肝	清热解毒 消痈排脓 祛瘀止痛	肠痈肺痈，痈肿疮毒；产后瘀阻腹痛	6～15g（煎）；外用适量。脾胃虚弱，食少泄泻者忌服
射干	苦，寒；肺	清热解毒 消痰 利咽	热毒痰火郁结，咽喉肿痛；痰涎壅盛，咳嗽气喘	3～10g（煎）。脾虚便溏者不宜使用；孕妇慎用

续表

中药	性味归经	功效	应用	使用
山豆根	苦,寒;有毒;肺、胃	清热解毒 消肿利咽 清肺胃火	火毒蕴结,乳蛾喉痹,咽喉肿痛;齿龈肿痛,口舌生疮;湿热黄疸,肺热咳嗽,痈肿疮毒	3～6g(煎);外用适量。有毒,过量服用易引起呕吐、腹泻、胸闷、心悸等副作用,故用量不宜过大;脾胃虚寒者慎用
马勃	辛,平;肺	清肺利咽 止血 清热解毒 疏散风热	风热郁肺,咽痛音哑,咳嗽;衄血,创伤出血;血热妄行之吐血、衄血	2～6g(煎);外用适量,敷患处。风寒伏肺咳嗽音哑者不宜使用
白头翁	苦,寒;胃、大肠	清热解毒 凉血止痢 清热燥湿 散瘀化滞	热毒血痢;阴痒带下	9～15g(煎);虚寒泻痢忌服
马齿苋	酸,寒;肝、大肠	清热解毒 凉血收敛止血 止痢 利尿通淋	热毒血痢;痈肿疔疮,丹毒,蛇虫咬伤,湿疹;便血,痔血,崩漏下血;湿热淋证,带下	9～15g(煎);外用适量,捣敷患处。脾胃虚寒,滑肠作泄者忌服

中药	性味归经	功效	应用	使用
鸦胆子	苦，寒；有小毒；大肠、肝	清热解毒 清肝胆湿热 杀虫 截疟 止痢 外用腐蚀赘疣	热毒血痢，冷积久痢；疟疾；外用赘疣鸡眼	内服，0.5～2g，龙眼肉包裹/装入胶囊/压去油制成丸、片剂；外用适量。不宜入煎剂。本品对胃肠道及肝肾均有损害，不宜多用久服；外用注意用胶布保护好周围正常皮肤，以防止对正常皮肤的刺激；孕妇及小儿慎用；胃肠出血及肝肾病患者不宜用
半边莲	辛，平，心、小肠、肺	清热解毒 利尿消肿 利水祛湿	痈肿疔疮，蛇虫咬伤；鼓胀水肿，湿热黄疸；湿疹湿疮	9～15g（煎）；30～60g(鲜)；外用适量。虚证水肿忌用

续表

中药	性味归经	功效	应用	使用
白花蛇舌草	微苦、甘，寒；胃、大肠、小肠	清热解毒 消肿利湿 通淋 治毒蛇咬伤	疮痈肿毒，咽喉肿毒痛，毒蛇咬伤；热淋涩痛，湿热黄疸	15～60g(煎)，外用适量。阴疽及脾胃虚寒者忌用
山慈菇	甘、微辛，凉；**有小毒**[五版]；肝、脾（胃[五版]）	清热解毒 化痰散结	痈肿疔毒，瘰疬痰核，蛇虫咬伤；癥瘕痞块；风痰癫痫	3～9g（煎）；外用适量。体虚（正虚体弱）者慎用[七、十版]
熊胆粉	苦，寒；肝、胆、心	清热解毒 息风止痉 清肝明目 消散痈肿 凉心清肝	热毒疮痈，痔疮，咽喉肿痛；热极生风，惊痫抽搐；肝热目赤，目生翳膜	0.25～0.5g（丸、散）；外用适量，研末或水调涂敷患处。脾胃虚寒者忌服；虚寒证禁用

三、药印象

1.金银花：清热解毒，消散痈肿力强，为治热毒疮痈之要药；善疏散表热，且炒炭后善于凉血止痢，用治热毒血痢。

2.连翘：长于清心火，解疮毒，又能消散痈肿结聚，故有"疮家圣药"之称，亦治瘰疬痰核。

3. **大青叶**：善清心、胃二经实火热毒，又入血分而能凉血消斑；善解瘟疫时毒。

4. **板蓝根**：有类似大青叶的清热解毒凉血之功，而长于清热解毒而利咽散结。

5. **青黛**：长于清泻肝经实火，有息风止痉之功。

6. **贯众**：善解时疫之毒，既清气分之实热，又能解血分之热毒；杀三虫、绦虫、钩虫、血吸虫。

7. **蒲公英**：主归肝、胃经，兼能通乳，为治乳痈要药；亦治肺痈、肠痈、瘰疬等。

8. **野菊花**：清热泻火，解毒利咽，消肿止痛，为治外科疔痈之良药。

9. **重楼**：善于清热解毒，消肿止痛，为治痈肿疔毒、毒蛇咬伤的常用药。

10. **漏芦**：功能清热解毒，消痈散结，又兼通经下乳，为治乳痈良药；味苦降泄，有通经下乳之功，为产后乳汁不通的常用药。

11. **土茯苓**：能解毒利湿，通利关节，又兼解汞毒，为治梅毒要药，可用治梅毒或因梅毒服汞剂中毒而致肢体拘挛。

12. **鱼腥草**：主归肺经，以清解肺热见长，又具消痈排脓之效，为治肺痈之要药。

13. **大血藤**：主归大肠经，善散肠中瘀滞，为治肠痈要药，也可用于其他热毒疮疡。

14. **败酱草**：既能清热解毒，又可消痈排脓，且能活血止痛，为肠痈腹痛的首选药物，又可用治肺痈。

15. **射干**：专入肺经，长于清泻肺火，有清热解毒、祛痰、利咽之效，为治热毒痰火郁结所致咽喉肿痛之要药。

16. 山豆根：功善清肺火，解热毒，利咽消肿，为治火毒蕴结所致乳蛾喉痹、咽喉肿痛的要药。

17. 马勃：既能宣散肺经风热，又能清泻肺经实火，长于解毒利咽，为治咽喉肿痛常用药。

18. 白头翁：专入大肠经，能清热解毒，清泻湿热，散瘀化滞，凉血止痢，尤善清胃肠湿热及血分热毒，为治热毒血痢之良药。

19. 马齿苋：具有清热解毒、凉血止痢之功，为治痢疾常用药。

20. 鸦胆子：有小毒，内服需严格控制剂量，不宜多用久服。

21. 半边莲：有较好的清热解毒作用，是治疗热毒疮痈肿痛常用药。

22. 山慈菇：有化痰作用，可治疗风痰癫痫。

23. 熊胆粉：贵重药材，多入丸散，不入煎剂。

第四节　清热凉血药

一、功效速记

中药	记忆	功效对照	注释
生地黄	圣地清凉养生好，滋阴降火通燥便	清热凉血止血 养阴生津 滋阴降火 润燥通便	圣地：生地黄

续表

中药	记忆	功效对照	注释
玄参	<u>杜姐选地紫姜</u>	**解**毒**散**结 <u>清热凉血</u> <u>滋**阴**降火</u>	杜姐：解毒散结 选：玄参 地：生地黄→清热凉血 紫姜：滋阴降火
牡丹皮	<u>丹皮晾鳕鱼，虚热痈</u>	<u>清热凉血</u> **活**血**化**瘀 <u>退虚热</u> <u>消痈</u>	丹皮：牡丹皮
赤芍	<u>吃少晾鳕鱼请干活</u>	**散**瘀**止痛** <u>清热凉血</u> <u>清泻肝火</u>	吃少：赤芍
紫草	<u>学姐紫草地斑疹</u>	**活**血**解毒** <u>清热凉血</u> **透疹**消**斑**	地：生地黄→清热凉血 斑疹：透疹消斑
水牛角	<u>地斗水牛血，惊!</u>	<u>清热凉血</u> 泻火**解**毒 安神**定**惊 <u>止血</u>	地：生地黄→清热凉血

二、考点速览

中药	性味归经	功效	应用	使用
生地黄	甘，寒；心、肝、肾	清热凉血止血养阴生津滋阴降火润燥通便	热入营血，温毒发斑；血热出血；热病伤阴，舌绛烦渴，内热消渴；阴虚发热，骨蒸劳热；津伤便秘	10～15g（煎）；脾虚湿滞，腹满便溏者不宜使用
玄参	甘、苦、咸，微寒；肺、胃、肾	清热凉血滋阴降火解毒散结	热入营血，内陷心包，温毒发斑；热病伤阴，舌绛烦渴，津伤便秘，骨蒸劳嗽；目赤肿痛，咽喉肿痛，白喉，瘰疬，痈肿疮毒	10～15g（煎）。脾胃虚寒、食少便溏者不宜用；不宜与藜芦同用
牡丹皮	苦、辛，微寒；心、肝、肾	清热凉血活血化瘀退虚热消痈	热入营血，温毒发斑，血热吐衄；温邪伤阴，阴虚发热，夜热早凉，无汗骨蒸；血滞经闭痛经，跌仆伤痛；痈肿疮毒	6～12g（煎）；生用：清热凉血；酒炙：活血化瘀；炒炭：止血［十版］。血虚有寒、月经过多不宜用；孕妇慎用

续表

中药	性味归经	功效	应用	使用
赤芍	苦、微寒；肝	*清热凉血散瘀止痛清泻肝火*	**热入营血，瘟毒发斑**，血热吐衄，目赤肿痛，**痈肿疮疡**，肝郁胁痛，经闭痛经，癥瘕腹痛，**跌仆损伤**	6～12g（煎）。血寒经闭不宜用。**孕妇慎用[十版]**。不宜与藜芦同用
紫草	甘、咸，寒；心、肝	*清热凉血活血解毒透疹消斑*	血热毒盛，斑疹紫黑，麻疹不透，疮疡，湿疹，水火烫伤	5～10g（煎）；外用适量，熬膏或用植物油浸泡涂擦。脾虚便溏者忌服
水牛角	苦，寒；心、肝	*清热凉血泻火解毒安神定惊止血*	温病高热，神昏谵语，惊风，癫狂；血热毒盛，发斑发疹，吐血衄血；痈肿疮疡，咽喉肿痛	15～30g（煎，先入），宜先煎3小时以上；水牛角浓缩粉冲服，每次1.5～3g，每日2次。脾胃虚寒者忌用

三、药印象

1. 生地黄：甘寒，入营血分，善于清解营血分之热而有凉血止血之功；凉血养阴力较大，故血热出血、阴虚内热的消渴多用。

2. 玄参：泻火解毒力较强，故咽喉肿痛、痰火瘰疬者多用。

3.牡丹皮：入血分而善于清透阴分伏热，为治无汗骨蒸之要药。

4.赤芍：入肝经而清肝火，用治肝经风热之目赤肿痛，牡丹皮无此用法。

5.水牛角：功用与犀角相似而药力较弱，可作为犀角的代替品。

第五节　清虚热药

一、功效速记

中药	记忆	功效对照	注释
青蒿	情好劫书整虚晃	截疟 解暑热 除骨蒸 清虚热 退黄	情好：青蒿
白薇	白薇许人独闯林地	清虚热 解毒疗疮 利尿通淋 清热凉血 清泄肺热透邪	白薇：人名 淋：利尿通淋 地：生地黄→清热凉血
地骨皮	两征地皮降飞祸磁血	凉血除蒸 清肺降火 生津止渴 止血	地皮：地骨皮 降飞祸：清肺降火

续表

中药	记忆	功效对照	注释
银柴胡	银胡虚干胡请示——银血蒸	清虚热 除疳热 清热凉血 除蒸	银胡：银柴胡、胡黄连 胡：胡黄连
胡黄连		退虚热 除疳热 清湿热	

二、考点速览

中药	性味归经	功效	应用	使用
青蒿	苦、辛，寒；肝、胆	清虚热 除骨蒸 解暑热 截疟 退黄	温邪伤阴，夜热早凉；阴虚发热，骨蒸劳热；外感暑热，发热烦渴；疟疾寒热；湿热黄疸	6～12g（煎，后下）。或鲜用绞汁[十版]。脾胃虚弱，肠滑泄泻者忌用
白薇	苦、咸，寒；胃、肝、肾	清虚热 清热凉血 利尿通淋 解毒疗疮 清泄肺热透邪	阴虚发热，骨蒸劳热，产后血虚发热，温邪伤营发热；热淋，血淋；痈疽肿毒，蛇虫咬伤，咽喉肿痛；阴虚外感	5～10g（煎）；外用适量。脾胃虚寒，食少便溏者不宜服

续表

中药	性味归经	功效	应用	使用
地骨皮	甘，寒；肺、肝、肾	凉血除蒸 清肺降火 生津止渴 止血	阴虚潮热，骨蒸盗汗；肺热咳嗽；咯血衄血；内热消渴	9～15g（煎）；外感风寒发热或脾虚便溏者不宜用
银柴胡	甘，微寒；肝、胃	清虚热 除疳热 清热凉血除蒸	阴虚发热，骨蒸劳热；小儿疳热	3～10g（煎）。外感风寒、血虚无热者不宜用
胡黄连	苦，寒；肝、胃、大肠	退虚热 除疳热 清湿热	阴虚发热，骨蒸潮热；小儿疳热；湿热泻痢，黄疸尿赤，痔疮肿痛	3～10g（煎）。脾胃虚寒者慎用

三、药印象

1. **青蒿**：主入肝胆经，善截疟，消除寒热，为治疗疟疾之要药。

2. **白薇**：善入血分，既退虚热，又清实热。

3. **地骨皮**：善于清虚热、除骨蒸，为凉血退热除蒸之佳品，治疗有汗之骨蒸。

4. **银柴胡**：善于清虚热、消疳热，为退虚热、除骨蒸之常用药。

第四章　泻下药

第一节　攻下药

一、功效速记

中药	记忆	功效对照	注释
大黄	热火打预警，谅解下攻是慌学	清热泻火 逐瘀通经 凉血解毒 泻下攻积 利湿退黄 止血	热火：NBA 球队 打：大黄
芒硝	忙下便闲轻轻笑	泻下通便 润燥软坚 清火消肿	忙：芒硝 闲：咸→能软→润燥软坚
番泻叶	斜行番野便利谁，小张?	泻热行滞 通便 利水消胀	番野：番泻叶
芦荟	芦荟干活歇遍，重干	清肝泻火 泻下通便 杀虫疗疳	芦荟：人名

二、考点速览

中药	性味归经	功效	应用	使用
大黄	苦，寒；脾、胃、大肠、肝、心包	泻下攻积清热泻火凉血解毒逐瘀通经利湿退黄止血	实热积滞便秘，阳明腑实证；血热吐衄，目赤咽肿，牙龈肿痛[十版]；痈肿疔疮，肠痈腹痛；瘀血经闭，产后瘀阻，跌打损伤；湿热痢疾，黄疸尿赤，淋证，水肿，烧烫伤；老痰壅塞，喘逆不得平卧，大便秘结	3～15g（煎）；外用适量。用于泻下不宜久煎；酒大黄善清上焦血分热毒，熟大黄善泻火解毒，大黄炭凉血化瘀止血。苦寒，脾胃虚弱者慎用；孕期、月经期及哺乳期亦慎用
芒硝	咸、苦，寒；胃、大肠	泻下通便润燥软坚清火消肿	实热积滞，腹满胀痛[十版]，大便燥结；肠痈腹痛；乳痈初起，痔疮肿痛，咽喉肿痛、口舌生疮，目赤肿痛	6～12g，不入煎剂，待汤剂煎成后，溶入汤液中服用；外用适量。孕妇、哺乳期[十版]慎用；不宜与硫黄、三棱同用

续表

中药	性味归经	功效	应用	使用
番泻叶	甘、苦，寒；大肠	泻热行滞通便利水消胀	热结便秘，习惯性便秘及老年便秘；水肿胀满	2～6g（煎，后下）,开水泡服。孕期及哺乳期、月经期慎用。**剂量过大，可导致恶心、呕吐、腹痛等副作用**［十版］
芦荟	苦，寒；肝、胃、大肠	泻下通便清肝泻火杀虫疗疳	热结便秘，兼见心、肝火旺，烦躁失眠之证；大便秘结，肝经实热，烦躁惊痫；小儿疳积；癣疮	2～5g（丸、散）；外用适量，研末敷患处。孕妇、**哺乳期及脾胃虚弱者、食少便溏者**［十版］**慎用**

三、药印象

1.大黄：有斩关夺门之力，有将军之号，为治积滞便秘之要药；通过泻下，可使体内火毒热毒下泄。

2.芒硝：以味咸软坚为其主要特点，长于润燥软坚，尤宜治大便燥结者。

3.番泻叶：小剂量缓泻，适于习惯性及老年性便秘；大剂量攻下，适于热结便秘。

4.芦荟：治疗热结便秘，兼见心、肝火旺，烦躁失眠之证，常配伍朱砂，如更衣丸。

第二节 润下药

一、功效速记

中药	记忆	功效对照	注释
火麻仁	尝遍滋补火麻仁	润肠通便 滋养补虚	—
郁李仁	遇李人常常下水消肿	润肠通便 下气利水 消肿	遇李人：郁李仁 常常：肠→润肠通便

二、考点速览

中药	性味归经	功效	应用	使用
火麻仁	甘，平；脾、胃、大肠	润肠通便 滋养补虚	老人、产妇及体弱津血不足的肠燥便秘	10～15g（煎）
郁李仁	辛、苦、甘，平；脾、大肠、小肠	润肠通便 下气利水 消肿	津枯肠燥，食积气滞，腹胀便秘；水肿胀满，脚气浮肿，小便不利	6～10g（煎）。孕妇慎用

三、药印象

1.火麻仁：润肠通便兼有滋养补虚之功。

2.郁李仁：润肠通便作用较强于火麻仁，兼行大肠气滞，用于大肠气滞肠燥便秘之证。

第三节　峻下逐水药

一、功效速记

中药	记忆	功效对照	注释
甘遂	随机总结谁饮，朱谭	消肿散结 泻水逐饮 逐痰涎	随机：甘遂、京大戟 朱谭：逐痰
京大戟		消肿散结 泻水逐饮	
芫花	协助元华用冲闯 去弹劾	泻水逐饮 祛痰止咳 外用杀虫疗疮	元华：芫花/人名 弹劾：痰，咳
商陆	两遍上路，逐小众用 毒散	通利二便 逐水消肿 外用解毒散结	上路：商陆
牵牛子	牵牛水边小饮冲剂	泻水通便 消痰涤饮 杀虫攻积	牵牛：牵牛子

续表

中药	记忆	功效对照	注释
巴豆霜	俊冷爸爸逐水退、获礼烟，用实创	峻下冷积 逐水退肿 豁痰利咽 外用蚀疮	爸爸：巴豆霜

二、考点速览

中药	性味归经	功效	应用	使用
甘遂	苦，寒，有毒；肺、肾、大肠	泻水逐饮消肿散结逐痰涎	水肿，大腹鼓胀，胸胁停饮，二便不利；风痰癫痫；痈肿疮毒	0.5～1.5g（丸、散）；生品外用适量。孕妇及虚弱者［十版］禁用；不宜与甘草同用
京大戟	苦，寒；有毒；肺、脾、肾	泻水逐饮消肿散结	水肿，鼓胀而正气未衰，胸胁停饮，二便不利；痈肿疮毒，瘰疬痰核	1.5～3g（煎）；每次1g（丸、散）；内服醋制用；生品外用适量。孕妇及虚弱者［十版］禁用；不宜与甘草同用
芫花	苦、辛，温；有毒；肺、脾、肾	泻水逐饮祛痰止咳外用杀虫疗疮	胸胁停饮，气逆咳喘，水肿，鼓胀，二便不利；疥癣秃疮，痈肿，冻疮	1.5～3g（煎）；醋芫花研末吞服，0.6～0.9g/次，1日1次；生品外用适量。孕妇及虚弱者［十版］禁用；不宜与甘草同用

中药	性味归经	功效	应用	使用
商陆	苦，寒；有毒；肺、脾、肾、大肠	逐水消肿 通利二便 外用解毒 散结	水肿鼓胀，二便不利；痈肿疮毒	3～9g（煎）；外用适量，煎汤熏洗。孕妇禁用
牵牛子	苦，寒；有毒；肺、肾、大肠	泻水通便 消痰涤饮 杀虫攻积	水肿鼓胀，二便不通，正气未衰者为宜；痰饮积聚，气逆喘咳；虫积腹痛	3～6g（煎）；每次1.5～3g（丸、散）；孕妇禁用；不宜与巴豆、巴豆霜同用
巴豆霜	辛，热；有大毒；胃、大肠	峻下冷积 逐水退肿 豁痰利咽 外用蚀疮	寒积便秘；小儿乳食停积；腹水鼓胀，二便不通；喉风，喉痹；痈肿脓成未溃，疥癣恶疮，疣痣	0.1～0.3g（丸、散）；外用适量。孕妇及虚弱者[十版]禁用；不宜与牵牛子同用

三、药印象

1.甘遂：兼可祛痰涎用于风痰癫痫；因有效成分不溶于水，炮制后多入丸散用。

2.京大戟：泻水逐饮作用与甘遂相似，但逊于甘遂。

3.芫花：泻水逐饮作用弱于京大戟，以祛痰止咳为长。

4.商陆：能通利二便使水湿下泄以消除水肿胀满。

5.牵牛子：通利二便，用于水肿鼓胀。

6.巴豆霜：辛热，为峻下冷积的代表药，善治寒积便秘重证。

第五章　祛风湿药

第一节　祛风寒湿药

一、功效速记

中药	记忆	功效对照	注释
独活	下士独表痹痛	祛风除湿 解表 通痹止痛	下士：下湿→下半身风寒湿 痹→祛风除湿
威灵仙	略有微风更痛	通经络 祛风湿 消骨鲠 止痛	略：通经络 微风：威灵仙 风：祛风湿／祛风除湿
川乌 草乌	冯氏冷痛，呜呜	祛风除湿 温经止痛	冷痛：温经止痛 呜呜：川乌、草乌

续表

中药	记忆	功效对照	注释
蕲蛇 乌梢蛇	峰蛇落阳经	祛风止痒 通络止痉	蛇：蕲蛇、乌梢蛇
木瓜	史比数落卫士仅渴食木瓜	祛湿除痹 舒筋活络 和胃化湿 生津止渴 消食	史比：人名
海风藤	略避海风	通经络 止痹痛 祛风湿	略：通经络 海风：海风藤 风：祛风湿/祛风除湿
昆明山海棠	伙同虚谷昆明疯	活血止痛 续筋接骨 祛风除湿	虚谷：人名 昆明：昆明山海棠 风：祛风湿/祛风除湿

二、考点速览

中药	性味归经	功效	应用	使用
独活	辛、苦，微温（温）；肾、膀胱（肝［五版］）	祛风除湿通痹止痛解表	风寒湿痹，腰膝疼痛；风寒夹湿头痛；少阴伏风头痛；皮肤瘙痒	3～10g（煎）；外用适量
威灵仙	辛、咸，温；膀胱	祛风湿通经络止痛消骨鲠	风湿痹痛；骨鲠咽喉；跌打伤痛，头痛，牙痛，胃脘痛；痰饮，噎膈，痞积［七版］	6～10g（煎）；外用适量。消骨鲠可用30～50g［十版］。辛散走窜，气血虚弱者慎服
川乌	辛、苦，热；生川乌有大毒，制川乌有毒；心、肝、肾、脾	祛风除湿温经止痛	风寒湿痹，关节疼痛；心腹冷痛，寒疝作痛；跌仆伤痛，麻醉止痛	制川乌煎服，1.5～3g，宜先煎、久煎。生品宜外用，适量。生品内服宜慎，孕妇忌用。制川乌孕妇慎用。不宜与半夏、川贝母、浙贝母、（平贝母、伊贝母、湖北贝母［十版］）、瓜蒌、（瓜蒌皮、瓜蒌子［十版］）、天花粉、白及、白蔹同用。酒浸，酒煎服易致中毒，宜慎用［七版］

续表

中药	性味归经	功效	应用	使用
草乌	性味归经、功效、主治、用法用量及使用注意均同川乌，而毒性比川乌强			
蕲蛇	甘、咸，温；有毒；肝	祛风 止痒 通络 止痉	风湿顽痹，麻木拘挛；中风口眼㖞斜，半身不遂；小儿惊风，破伤风，抽搐痉挛；麻风，疥癣；瘰疬，梅毒，恶疮	3～9g（煎）；每次1～1.5g，2～3次/日，研末吞服。或酒浸、熬膏，或入丸、散服。血虚生风者慎服，**阴虚内热者忌服**［七版］
乌梢蛇	甘，平；肝	祛风 通络 止痉 止痒	风湿顽痹，麻木拘挛；中风口眼㖞斜，半身不遂，小儿急慢惊风，破伤风之痉挛抽搐，麻风，疥癣；瘰疬，恶疮	6～12g（煎）；每次2～3g（末）；或入丸剂、酒浸服；外用适量。血虚生风者慎服
木瓜	酸，温；肝、脾	祛湿除痹 舒筋活络 和胃化湿 消食 生津止渴	湿痹拘挛，腰膝关节酸重疼痛；脚气浮肿，暑湿吐泻，转筋挛痛；消化不良；津伤口渴	6～9g（煎）。胃酸过多者不宜服；**内有郁热，小便短赤者忌用**［七版］

续表

中药	性味归经	功效	应用	使用
海风藤	辛、苦，微温；肝	*祛风湿通经络止痹痛*	风寒湿痹，肢节疼痛，筋脉拘挛，屈伸不利；跌打损伤	6～12g（煎）；外用适量
昆明山海棠	苦、辛，微温；有大毒；肝、脾、肾	*祛风除湿活血止痛续筋接骨*	风湿痹日久，关节肿痛麻木；跌打损伤，骨折；**产后出血过多，癥肿，顽癣**［七版］	6～15g（煎，先入），或酒浸服［十版］。外用适量，研末敷，或煎水涂，或鲜品捣敷。体弱者不宜使用；孕妇禁用；小儿及育龄期妇女慎服；不宜过量或久服；**孕妇及体弱者忌服**［七版］

三、药印象

1. **独活**：性下行，以治下半身风寒湿痹见长，为治风湿痹痛主药，无论新久皆可应用；善入肾经而搜伏风，可治风扰肾经，伏而不出之少阴头痛。

2. **威灵仙**：性猛善走，通行十二经脉，为治风湿痹痛要药，凡风湿痹证，无论上下均可用，尤宜用于风湿痹痛，风邪偏胜之行痹。

3. **川乌**：辛热苦燥，《长沙药解》言其"疏利迅速，开通关膝，驱逐寒湿"，为治风寒湿痹之佳品，**尤宜于寒邪偏盛之痹痛。**

4.草乌：**性味归经、功效、主治、用法用量及使用注意均同川乌，而毒性比川乌强。**

5.蕲蛇：**本品可祛内外风邪，为"截风"的要药，擅长**治疗痹证日久之风湿顽痹。

6.乌梢蛇：**无毒，性似蕲蛇而力较缓，尤以善治病久邪**深者为其特点。

7.木瓜：**味酸入肝，益筋与血，为治湿痹筋脉拘挛之要**药；**性温通，去湿舒筋，为治脚气浮肿常用药。**

8.海风藤：**为治风寒湿痹，肢节疼痛，筋脉拘挛，屈伸**不利的常用药。

9.昆明山海棠："行十二经络"，为治风寒湿痹日久关节肿痛麻痹之良药。

第二节　祛风湿热药

一、功效速记

中药	记忆	功效对照	注释
秦艽	湿热必须勤教祛风湿通经络	清湿热 止痹痛 退虚热 除骨蒸 祛风湿 舒筋络	勤教：秦艽

中药	记忆	功效对照	注释
防己	风筒防水燥湿呀	祛风止痛 利水消肿 清热燥湿 降血压	防：防己 水：利水消肿
桑枝	疯李关丧志	祛风湿 利关节 利水 祛风止痒 生津液	李关：人名 丧志：桑枝
豨莶草	去封西线毒关湿热呀	祛风湿 解毒 利关节 化湿热 降血压	西线：豨莶草
臭梧桐	略评冯氏臭丫	通经络 平肝 祛风湿 降血压	略：通经络 臭：臭梧桐
海桐皮	逢海桐略知啥止痒	祛风湿 通络止痛 杀虫止痒	海桐：海桐皮
络石藤	趋同落实两种	祛风通络 凉血消肿	落实：络石藤

续表

中药	记忆	功效对照	注释
雷公藤	封雷公穴落总统，煞（有）介事呀	祛风除湿 活血通络 消肿止痛 杀虫解毒 除湿止痒	雷公：雷公藤 总统：消肿止痛 有：为句子通顺而加，无意义

二、考点速览

中药	性味归经	功效	应用	使用
秦艽	辛、苦、平（微寒［五版］）；胃、肝、胆	祛风湿 清湿热 止痹痛 除骨蒸 退虚热 舒筋络	风湿痹证，筋脉拘挛，骨节酸痛；中风半身不遂；湿热黄疸；骨蒸潮热，肺萎骨蒸劳嗽，小儿疳积发热	3～10g（煎）
防己	苦，寒（辛［七版］）；膀胱、肺（膀胱、肾、脾经［五版］）	祛风止痛 利水消肿 清热燥湿 降血压	风湿痹证；水肿，脚气肿痛，小便不利；湿疹疮毒；高血压病	5～10g（煎）。苦寒易伤胃气，胃纳不佳及阴虚体弱者慎服；阴虚无湿热者忌用［五版］

续表

中药	性味归经	功效	应用	使用
桑枝	微苦（苦），平；肝	祛风湿利关节 利水 祛风止痒 生津液	风湿痹证，肩臂、关节酸痛麻木；**水肿，白癜风，皮疹瘙痒，消渴**[七版]	9～15g（煎）；外用适量
豨莶草	辛、苦，寒；肝、肾	化湿热 降血压 祛风湿 利关节 解毒	风湿痹痛，筋骨无力，腰膝酸软，四肢麻木；中风半身不遂；风疹，湿疮，痈肿疮毒；高血压病	9～12g（煎）；外用适量。治风湿痹痛，半身不遂宜制用，治风疹湿疮、疮痈宜生用
臭梧桐	辛、苦、甘，凉；肝	降血压 祛风湿 通经络 平肝	风湿痹证；中风半身不遂；风疹，湿疮，皮肤瘙痒；肝阳上亢，头痛眩晕，高血压	5～15g（煎），用于高血压不宜久煎；每次3g（末）；外用适量
海桐皮	苦、辛，平；肝	祛风湿 通络止痛 杀虫止痒	风湿痹证，四肢拘挛，腰膝酸痛，或麻木不仁；疥癣，湿疹	5～15g（煎）。酒浸服；外用适量
络石藤	苦，微寒；心、肝、肾	祛风通络 凉血消肿	风湿热痹，筋脉拘挛，腰膝酸痛；热毒壅盛之喉痹，痈肿；跌仆损伤	6～12g（煎）

续表

中药	性味归经	功效	应用	使用
雷公藤	苦、辛，寒；有大毒；肝、肾	祛风除湿 活血通络 消肿止痛 杀虫解毒 除湿止痒	风湿顽痹；麻风，顽癣，湿疹，疥疮；疔疮肿毒；肾小球肾炎，肾病综合征，红斑狼疮，口眼干燥综合征，白塞病	去皮根木质部分：15～25g（煎）；带皮根：10～12g（煎）；煎剂需文火煎1～2小时；0.5～1.5g，（胶囊）。凡有心、肝、肾器质性病变及白细胞减少者慎服；孕妇禁服；本品有大毒，内服宜慎。外敷不可超过半小时，否则起泡［十版］

三、药印象

1. 秦艽：苦泄不燥，为"风药之润剂"，痹证无论新久、寒热均可选用，尤宜于风湿热痹；能退虚热，除骨蒸，为治虚热要药。

2. 防己：善走下行而泄下焦膀胱湿热，尤宜于下肢水肿，小便不利者。

3. 桑枝：性平，痹证新久、寒热均可应用，尤宜于风湿热痹，肩臂、关节酸痛麻木。

4. 豨莶草：辛散苦燥，能祛筋骨间风湿，通经络，利关节。

5. **臭梧桐**：现常用于高血压病。

6. **海桐皮**：入肝经，行经络，达病所，尤善治下肢关节痹痛。

7. **络石藤**：长于通络，苦能燥湿，微寒清热，尤宜于风湿热痹伴筋脉拘挛，腰膝酸痛者。

8. **雷公藤**：有较强的祛风湿、活血通络之功，治疗风湿痹证，尤善治顽痹（关节红肿痛热、肿胀难消、晨僵、功能受限，甚至关节变形者），为治风湿顽痹要药。

第三节　祛风湿强筋骨药

一、功效速记

中药	记忆	功效对照	注释
桑寄生	寄生家强劲疯补肝肾，升学冲呀，五水生胎	强筋骨 祛风湿 补肝肾 养血而固冲任 安胎元 降压	寄生：人名 寄生家：桑寄生、五加皮 五：五加皮 水：利水消肿 生：桑寄生
五加皮		强筋壮骨 祛风除湿 补益肝肾 利水消肿	

续表

中药	记忆	功效对照	注释
狗脊	疯狗腰细不干甚，稳步骨舍毛止血	祛风湿 强腰膝 补肝肾 温补固摄 绒毛止血	疯狗：狗脊

二、考点速览

中药	性味归经	功效	应用	使用
五加皮	辛、苦，温；肝、肾	祛风除湿 补益肝肾 强筋壮骨 利水消肿	风湿痹病；筋骨痿软，小儿行迟，体虚乏力；水肿，脚气肿痛	5～10g（煎）；或酒浸、入丸散服
桑寄生	苦、甘，平；肝、肾	祛风湿 补肝肾 强筋骨 养血而固冲任 安胎元 降压	风湿痹痛，腰膝酸软，筋骨无力；肝肾亏虚，崩漏经多，妊娠漏血，胎动不安；高血压病，头晕目眩	9～15g（煎）

续表

中药	性味归经	功效	应用	使用
狗脊	苦、甘、温；肝、肾	*祛风湿* *补肝肾* *强腰膝* 温补固摄 绒毛止血	风湿痹痛；腰痛，腰膝酸软，下肢无力；肾虚不固，遗尿尿频，白带过多（带下清稀［十版］）；金疮出血	6～12g（煎）。<u>绒毛有止血作用，外敷可用于金疮出血</u>；肾虚有热，小便不利，或短涩黄赤者慎服。**肾虚有热，小便不利或短涩黄赤，口苦舌干均忌服［五版］**

三、药印象

1. 五加皮：有补益之功，尤宜于老人及久病体虚者。

2. 桑寄生：苦燥甘补，长于补肝肾，对痹证日久，损及肝肾，腰膝酸软，筋骨无力者尤宜。

3. 狗脊：治疗风湿痹证，对肝肾不足，兼有风寒湿邪之腰痛脊强，不能俯仰，足膝软弱者最为适宜。

第六章　化湿药

一、功效速记

中药	记忆	功效对照	注释
广藿香	香兰相识表叔巷中欧，烂皮铠陈腐	芳香化湿 发表解暑 和中止呕	香兰：广藿香、佩兰 巷：广藿香 烂：佩兰
佩兰		芳香化湿 发表解暑 醒脾开胃 祛陈腐	
苍术	早批苍术明风寒	燥湿健脾 明目 祛风散寒	苍术：人名
厚朴	厚朴早谈下厨削鸡船	燥湿消痰 下气宽中除满 消积平喘	厚朴：人名 削鸡：消积
砂仁	华为问些啥理胎	化湿开胃 温脾止泻 理气安胎	华为：人名 啥：砂仁

续表

中药	记忆	功效对照	注释
豆蔻	花旗 QQ 问欧开小食	化湿行气 温中止呕 开胃消食	QQ：豆蔻／软件名
草豆蔻	早期草寇问中欧协理	燥湿行气 温中止呕 止泻痢	草寇：草豆蔻
草果	试问草果怎截痰	燥湿温中 截疟除痰	—

二、考点速览

中药	性味归经	功效	应用	使用
广藿香	辛，微温；脾、胃、肺	芳香化湿 和中止呕 发表解暑	湿浊中阻，脘腹痞闷；呕吐；暑湿表证，湿温初起，发热倦怠，胸闷不舒；寒湿闭暑，腹痛吐泻	3～10g（煎）。鲜品加倍，阴虚血燥者不宜用〔八版〕
佩兰	辛，平；脾、胃、肺	芳香化湿 醒脾开胃 发表解暑 祛陈腐	湿浊中阻，脘痞呕恶；脾瘅病，口中甜腻，口臭，多涎；暑湿表证，湿温初起，发热倦怠，胸闷不舒	3～10g（煎）

中药	性味归经	功效	应用	使用
苍术	辛、苦，温；脾、胃、肝	燥湿健脾祛风散寒明目	湿阻中焦，脘腹胀满，泄泻，水肿；风湿痹痛，脚气痿躄（四妙散）；风寒感冒，夜盲，眼目昏涩	3～9g（煎）。**阴虚内热，气虚多汗忌用**[八版]
厚朴	苦、辛，温；脾、胃、肺、大肠	燥湿消痰下气宽中除满消积平喘	湿滞伤中，脘痞吐泻；食积气滞，腹胀便秘；痰饮喘咳；梅核气	3～10g（煎；易伤津耗气，气虚津亏及孕妇应慎用
砂仁	辛，温；脾、胃、肾	化湿开胃温脾止泻理气安胎	湿浊中阻，脘痞不饥；脾胃虚寒，呕吐泄泻；妊娠恶阻，胎动不安	3～6g（煎，后下）。阴虚血燥者慎用
豆蔻	辛，温；肺、脾、胃	化湿行气温中止呕开胃消食	湿浊中阻，**脾胃气滞**[十版]，不思饮食，胸腹胀痛，食积不消；湿温初起，胸闷不饥；寒湿呕逆	3～6g（煎，后下）。阴虚血燥者慎用
草豆蔻	辛，温；脾、胃	燥湿行气温中止呕止泻痢	寒湿内阻，**脾胃气滞**[十版]，脘腹胀满冷痛，不思饮食；嗳气呕逆；寒湿内盛，清浊不分而腹痛泻痢	3～6g（煎）。阴虚血燥者慎用

续表

中药	性味归经	功效	应用	使用
草果	辛，温；脾、胃	燥湿温中 截疟除痰	寒湿内阻，脘腹胀满，痞满呕吐；疟疾寒热，瘟疫发热	3～6g（煎）。阴虚血燥者慎用

三、药印象

1. 广藿香：气味芳香，为芳香化湿浊要药，以化湿醒脾为主。

2. 佩兰：性平，善治脾经湿热、口甜腻、多涎、口臭之脾瘅病。

3. 苍术：为燥湿健脾要药，不仅适用于湿阻中焦，亦可用于其他湿邪泛滥之证；治疗风寒感冒，以风寒表证夹湿者最为适宜。

4. 厚朴：既能燥湿，又能下气除胀满，为消除胀满的要药。

5. 砂仁：气味芳香，其化湿醒脾开胃，行气温中之效均佳，古人称其为"醒脾调胃要药"。化湿行气之力偏中下焦，温中重在脾而善止泻。

6. 豆蔻：化湿行气之力偏中上焦，可用于湿温痞闷，温中偏于入胃而善止呕。

7. 草豆蔻：善于燥化湿浊，温中散寒，行气消胀。

8. 草果：既可治寒湿中阻证，又治疟疾寒热往来之寒湿偏盛者。

第七章 利水渗湿药

第一节 利水消肿药

一、功效速记

中药	记忆	功效对照	注释
茯苓	水师有福健脾心	利水渗湿 健脾 宁心安神	福：茯苓
薏苡仁	除痹、都借一辟邪农历时	除痹 解毒散结 健脾止泻 清热排脓 利水渗湿	一：薏苡仁
猪苓	谁是猪	利水渗湿消肿	猪：猪苓
泽泻	泽泻灼热痰水湿	化浊降脂 泄热 行痰饮 利水渗湿	灼：化浊降脂

续表

中药	记忆	功效对照	注释
香加皮	逢谁，今要想家	祛风湿 利水消肿 强筋骨 强心利尿	谁：水→利水消肿 想家：香加皮 要：尿

二、考点速览

中药	性味归经	功效	应用	使用
茯苓	甘、淡、平；心、肺、脾、肾	利水渗湿 健脾 宁心安神	寒热虚实各种水肿，小便不利；痰饮眩悸；脾虚食少，便溏泄泻；心神不安，惊悸失眠	10～15g（煎）；**用于安神，可以朱砂搅拌，处方写朱茯苓或朱衣茯苓[五版]；虚寒精滑者忌服[七版]**
薏苡仁	甘、淡、凉（微寒[五版]）；脾、胃、肺	利水渗湿 健脾止泻 除痹 清热排脓 解毒散结	水肿，脚气浮肿，小便不利；脾虚泄泻；湿痹拘挛；肺痈胸痛，肠痈；赘疣，癌肿	9～30g（煎）；清利湿热宜生用，健脾止泻宜炒用。性质滑利，孕妇慎用。**津液不足者慎用[七版]**

中药	性味归经	功效	应用	使用
猪苓	甘、淡、平；肾、膀胱	利水渗湿消肿	水肿，小便不利，泄泻，淋浊，湿浊带下	6～12g（煎）
泽泻	甘、淡、寒；肾、膀胱	利水渗湿泄热 化浊降脂 行痰饮	水肿胀满、小便不利，泄泻尿少，痰饮停聚、眩晕；热淋涩痛，相火偏亢之遗精、潮热；高脂血症	6～10g（煎）
香加皮	辛、苦、温；有毒；肝、肾、心	利水消肿 祛风湿 强筋骨 强心利尿	下肢浮肿，心悸气短；风寒湿痹，腰膝酸软，筋骨痿软行迟	3～6g（煎）。有毒，应慎用，不宜过量服用

三、药印象

1. 茯苓：性平，利水而不伤正气，无论寒热虚实均可应用，为利水消肿之要药；为利水渗湿药中的健脾安神药。

2. 薏苡仁：利水渗湿健脾功似茯苓，补脾力弱于茯苓。

3. 猪苓：作用较茯苓强，无补益作用。

4. 泽泻：性寒能泻肾及膀胱湿热，治疗水湿停聚之水肿、小便不利，以性热者为佳。

5. 香加皮：利水、祛风湿之功与五加皮相似；有毒，利水以强心利尿为胜，不宜多服久服。

第二节　利尿通淋药

一、功效速记

中药	记忆	功效对照	注释
车前子	车前热林湿鞋，明去谈水肿	清热利尿通淋 渗湿止泻 明目祛痰 利水消肿	车前：车前子 热淋：清热利尿通淋
滑石	林画师清暑用湿床	利尿通淋 清热解暑 外用祛湿敛疮	淋：利尿通淋 画师：滑石
木通	心烦静茹淋血通	清心除烦 通经下乳 利尿通淋 利血脉 通关节	静茹：人名 淋：利尿通淋 一通：木通
通草	同曹欺辱青鸟	通气下乳清热 利尿通淋	同曹：通草
瞿麦	林林去买活学通	利尿通淋 活血通经	林林：人名 林：淋→利尿通淋 去买：瞿麦

续表

中药	记忆	功效对照	注释
萹蓄	养林遍杀虫尸	止痒 利尿通淋 杀虫 燥湿	林：淋→利尿通淋 遍：萹蓄
地肤子	请示夫子去风阳淋尿	清热利湿 祛风止痒 利尿通淋	夫子：地肤子 风阳：我国地名
海金沙	淋痛还进热湿水肿	通淋止痛 清热利湿 利水消肿	还进：海金沙
石韦	十位莅临，两请飞客	利尿通淋 凉血止血 清肺止咳	十位：石韦 凉：凉血止血
冬葵子	入冬请鸟尝冬葵	下乳 清热利尿 润肠	尝：肠→润肠/润肠通便 冬葵：冬葵子
灯心草	清新货等等小编	清心火 利小便 通淋 除烦	等等：灯心草
萆薢	试着封笔写罗同	利湿去浊 祛风除痹 通络止痛	笔写：萆薢

二、考点速览

中药	性味归经	功效	应用	使用
车前子	甘，寒（微寒［七版］）；肝、肾、肺、小肠	清热利尿通淋 渗湿止泻 明目 祛痰 利水消肿	热淋涩痛，水肿胀满，久病肾虚，腰重脚肿；脾虚湿胜泄泻，暑湿泄泻；目赤肿痛，目暗昏花；痰热咳嗽；翳障［七版］；小便不利［五版］	9～15g（煎，包）。肾虚精滑者及孕妇慎用
滑石	甘、淡，寒；膀胱、肺、胃	利尿通淋 清热解暑 外用祛湿敛疮	热淋及尿闭，石淋；暑热烦渴，小便短赤，湿温初起及暑温夹湿；湿热水泻；湿疮，湿疹，痱子	10～20g（煎），滑石块先煎，滑石粉包煎；外用适量。脾虚、热病伤津及孕妇慎用（忌用［七版］）
木通	苦，寒；有毒［七版］；心、小肠、膀胱，	利尿通淋 清心除烦 通经下乳 利血脉 通关节	淋证，水肿；心烦尿赤，口舌生疮；血瘀经闭，乳汁短少或不通，湿热痹痛	3～6g（煎）。孕妇慎用。不宜长期或大量服用［十版］；肾功能不全者及孕妇忌服，内无湿热者，儿童与老年体弱者慎用［七版］

续表

中药	性味归经	功效	应用	使用
通草	甘、淡、微寒；肺、胃	清热利尿通气下乳通淋	湿热淋证，石淋，血淋，水肿尿少；产后乳汁不畅或不下；湿温初起及暑温夹湿，头痛恶寒，身重疼痛，肢体倦怠，胸闷不饥，午后身热	3～5g（煎）。孕妇慎用
瞿麦	苦、寒；心、小肠（膀胱[五版]）	利尿通淋活血通经	热淋涩痛，小便不通，血淋，石淋；血热瘀阻经闭，月经不调	9～15g（煎）；孕妇慎用（忌用[五、七版]）
萹蓄	苦、微寒；膀胱	利尿通淋杀虫止痒燥湿	热淋涩痛，小便短赤，石淋，血淋；虫积腹痛、蛔虫病、蛲虫病、钩虫病、皮肤湿疹湿疮，阴痒带下	9～15g（煎）；外用适量，煎洗患处；鲜品加倍，脾虚者慎用[七版]
地肤子	辛、苦、寒；肾、膀胱	清热利湿祛风止痒利尿通淋	小便不利，淋沥涩痛，阴痒带下，风疹，湿疹，皮肤瘙痒	9～15g（煎）；外用适量，煎汤熏洗

续表

中药	性味归经	功效	应用	使用
海金沙	甘、咸，寒；膀胱、小肠	清热利湿通淋止痛利水消肿	热淋，石淋，血淋，膏淋，尿道涩痛；水肿	6～15g（煎，包）；肾阴虚者慎用［七版］
石韦	甘、苦，微寒；肺、膀胱	利尿通淋清肺止咳凉血止血	热淋，血淋，石淋，小便不通，淋沥涩痛；肺热喘咳气急；血热吐衄，尿血，崩漏	6～12g（煎）
冬葵子	甘、涩，凉；大肠、小肠、膀胱	清热利尿下乳润肠	淋证，水肿，尿闭；乳汁不通，乳房胀痛；肠燥便秘	3～9g（煎）。脾虚便溏者及孕妇慎用
灯心草	甘、淡，微寒；心、肺、小肠	利小便清心火通淋除烦	热淋［十版］，尿少涩痛；心烦失眠，口舌生疮	1～3g（煎）；治心烦惊痫，朱砂拌用，处方写朱灯心［五版］
萆薢	苦，平；肾、胃（肝［五版］）	利湿去浊祛风除痹通络止痛	膏淋、白浊、白带过多；风湿痹痛，关节不利，腰膝疼痛	9～15g（煎）。肾精亏虚、遗精滑精者慎用

三、药印象

1. 车前子：善清膀胱热结，通利水道，用于热淋之小便淋沥涩痛；清热力强，长于利水湿、分清浊、止泻。

2. 滑石：为治淋证的常用药；善清暑热，为治暑湿、湿温常用药。

3. 木通：利尿通淋之中清心火，尤宜于热淋、心烦尿赤。

4. 通草：味甘淡性寒而体轻。

5. 瞿麦：为治淋证常用药，尤以热淋、血淋最为适宜。

6. 萹蓄：利尿通淋而兼杀虫止痒之功。

7. 地肤子：用于热淋涩痛，作用平和，止痒作用较好，善于治疗皮肤湿疮瘙痒。

8. 海金沙：为治诸淋涩痛之要药，尤善尿道疼痛的治疗。

9. 石韦：兼能凉血止血，治疗淋证，尤宜血淋见长。

10. 冬葵子：既可利尿通淋，又可润肠通便，为通利二便之品。

11. 灯心草：既清心火，又利尿泄热而引导心火下降。

12. 萆薢：利湿而分清祛浊，为治膏淋要药。

第三节　利湿退黄药

一、功效速记

中药	记忆	功效对照	注释
茵陈	因轻视，礼单退	清利湿热 利胆退黄 解毒疗疮	因：茵陈

续表

中药	记忆	功效对照	注释
金钱草	今草是黄皆种林石	利湿退黄 解毒消肿 利尿通淋 消结石	今草：金钱草
虎杖	张黄瘀痛都谢遍，可叹！	利湿退黄 散瘀止痛 清热解毒 泻热通便 止咳化痰	张：虎杖张 黄：人名 黄：利湿退黄
珍珠草	积草毒，明目黄	消积 清热解毒 明目 利湿退黄	草：珍珠草 黄：利湿退黄

二、考点速览

中药	性能	功效	应用	使用
茵陈	苦、辛，微寒；脾、胃、肝、胆	清利湿热 利胆退黄 解毒疗疮	黄疸尿少；外感湿温或暑湿；湿疮瘙痒	6～15g（煎）。**外用适量，煎汤熏洗[十版]**。蓄血发黄者及血虚萎黄者慎用

中药	性能	功效	应用	使用
金钱草	甘（淡[十版]）、咸，微寒；肝、胆、肾、膀胱（甘、淡、平[五版]）	利湿退黄 利尿通淋 解毒消肿 消结石	湿热黄疸，肝胆结石，胆胀胁痛；石淋、热淋、**小便涩痛**[十版]；痈肿疔疮；毒蛇咬伤	15～60g（煎）
虎杖	微苦，微寒；肝、胆、肺（苦、寒[五版]）	利湿退黄 清热解毒 散瘀止痛 止咳化痰 泻热通便	湿热黄疸，淋浊，带下；痈肿疮毒，水火烫伤，毒蛇咬伤；经闭，癥瘕，风湿痹证，跌打损伤；肺热咳嗽；热结便秘	9～15g（煎）；外用适量，制成煎液或油膏涂敷。孕妇慎用（忌用[五、八版]）
珍珠草	甘、苦，凉；肝、肺	利湿退黄 清热解毒 明目 消积	湿热黄疸，泄痢，淋证；疮疡肿毒，蛇犬咬伤；目赤肿痛；小儿疳积	15～30g（煎），外用适量；苦凉之品，阳虚体弱者慎用

三、药印象

1. 茵陈：清热利湿，利胆退黄，为治黄疸要药。

2. 金钱草：利尿通淋，排除结石，为利湿排石之常用药。

3. 虎杖：与大黄相似，常对比学习。

4. 珍珠草：可用于湿热蕴结肝胆，面目色黄如橘者。

第八章　温里药

一、功效速记

中药	记忆	功效对照	注释
附子	父子喊痛，就你补助金锣	散寒止痛 回阳救逆 补火助阳 温经通络	父子：附子
干姜	忠汉敢讲杨迈废话	温中散寒 回阳通脉 温肺化饮	敢讲：干姜 杨迈：人名
肉桂	入桂喊痛通通买，引伙补助	散寒止痛 温通经脉 引火归原 补火助阳	入桂：肉桂 桂：广西简称
吴茱萸	祝谢吴茱三童，讲你知肝与酸同？	助阳止泻 散寒止痛 降逆止呕 疏肝解郁 制酸 燥湿	吴茱：吴茱萸 / 人名

中药	记忆	功效对照	注释
小茴香	三止茴香气味	散寒止痛 理气和胃	茴香：小茴香
丁香	丁香问你什助阳喊痛	温中降逆 补肾助阳 散寒止痛	—
高良姜	高将喊痛为止呕赶鱼	散寒止痛 温胃止呕 疏肝解郁	高将：高良姜
胡椒	呼叫忠汉小谈下棋喂食	温中散寒 消痰 下气 开胃进食	呼叫：胡椒
花椒	种植花椒啥止痒，欧耶！	温中止痛 杀虫止痒 止呕止泻	—
荜茇	逼忠汉下棋，直痛你这鸥	温中散寒 下气止痛 降逆止呕	逼：荜茇
荜澄茄	中有寒来，行气治，必成	温中散寒 行气止痛	必成：荜澄茄

二、考点速览

中药	性味归经	功效	应用	使用
附子	辛、甘、大热；有毒；心、肾、脾	回阳救逆补火助阳散寒止痛温经通络	亡阳虚脱，肢冷脉微；肾阳虚衰，阳痿宫冷，虚寒吐泻，脘腹冷痛，阴寒水肿，心阳不足、胸痹冷痛，阳虚外感；寒湿痹痛证	3～15g（煎，先入、久煎）；先煎，久煎，口尝至无麻辣感为度。生品外用［十版］，内服须经炮制；孕妇慎用，阴虚阳亢者忌用；不宜与半夏、瓜蒌、贝母、白蔹、白及同用
干姜	辛，热；脾、胃、肾、心、肺	温中散寒回阳通脉温肺化饮	脾胃虚寒，脘腹冷痛，胃寒呕吐，上寒下热，寒热格拒，中寒水泻；亡阳证，肢冷脉微；寒饮喘咳	3～10g（煎）。辛热燥烈，阴虚内热及血热妄行者慎用
肉桂	辛、甘、大热；肾、脾、心、肝	补火助阳散寒止痛温通经脉引火归原	阳痿宫冷，腰膝冷痛，肾阳不足，命门火衰；心腹冷痛，虚寒吐泻，寒疝腹痛；痛经经闭，寒湿痹痛，阴疽流注；肾虚作喘，虚阳上浮，眩晕目赤	1～5g（煎，后下），宜后下或焗服；每次1～2g（冲）。阴虚火旺，里有实热，有出血倾向者及孕妇慎用；不宜与赤石脂同用

中药	性味归经	功效	应用	使用
吴茱萸	辛、苦，热；有小毒；肝、脾、胃、肾	散寒止痛 降逆止呕 助阳止泻 疏肝解郁 制酸止痛 燥湿	寒滞肝脉［十版］，厥阴头痛，寒疝腹痛，寒湿脚气肿痛，经行腹痛，脘腹胀痛，胃寒呕吐；脾肾阳虚［十版］，五更泄泻	2～5g（煎）；外用适量。辛热燥烈，易耗气动火，不宜多服、久服；阴虚有热者忌用；孕妇慎用
小茴香	辛，温，肝、肾、脾、胃	散寒止痛 理气和胃	寒疝腹痛；肝郁气滞，睾丸偏坠胀痛，少腹冷痛，痛经；脾胃虚寒气滞［十版］，脘腹胀痛，食少吐泻	3～6g（煎）；外用适量。阴虚火旺者慎用
丁香	辛，温，脾、胃、肺、肾	温中降逆 补肾助阳 散寒止痛	胃寒呕吐、呃逆，食少吐泻；心腹冷痛；肾虚阳痿、宫冷	1～3g（煎）；外用研末外敷。不宜与郁金同用
高良姜	辛、热；脾、胃	温胃止呕 散寒止痛 疏肝解郁	脘腹冷痛；胃寒呕吐，虚寒呕吐，嗳气吞酸	3～6g（煎）
胡椒	辛、热；胃、大肠	温中散寒 下气消痰 开胃进食	胃寒呕吐，腹痛泄泻，食欲不振；癫痫痰多；用作调味品	每次0.6～1.5g（粉），研粉吞服；外用适量

续表

中药	性味归经	功效	应用	使用
花椒	辛，温；脾、胃、肾	温中止痛 杀虫止痒 止呕止泻	脘腹冷痛，呕吐泄泻，虫积腹痛，湿疹，阴痒	3～6g（煎）；外用适量，煎汤熏洗
荜茇	辛，热；胃、大肠	温中散寒 下气止痛 降逆止呕	脘腹冷痛，呕吐，泄泻；寒凝气滞，胸痹心痛，头痛，牙痛	1～3g（煎）；外用适量，研末塞蛀齿孔中
荜澄茄	辛，温；脾、胃、肾、膀胱	温中散寒 行气止痛	胃寒呕逆，脘腹冷痛；寒疝腹痛；寒湿郁滞，小便混浊	1～3g（煎）

三、药印象

1.附子：辛甘大热，通行十二经，为"回阳救逆第一品药"，用于亡阳虚脱，肢冷脉微；为纯阳燥烈之品，性善走，上助心阳、中温脾阳、下补肾阳。

2.干姜：辛热燥烈，为温暖中焦之主药，常与附子配伍使用，有"附子无姜不热"之说。

3.肉桂：辛甘大热，作用温和持久，"大补命门相火，益阳制阴"，为治命门火衰之要药。

4.吴茱萸：性热祛寒，主入肝经，为治肝寒气滞诸痛之主药，尤善治肝气上逆之厥阴头痛；温脾益肾，助阳止泻，为治脾肾阳虚、五更泄泻之常用药。

5. 小茴香：入肝肾能疏肝理气止痛，温肾祛寒，常用治寒疝腹痛、肝气郁滞、睾丸偏坠胀痛；《本草汇言》称其为"温中快气之药也"。

6. 丁香：温中散寒，降逆止呕，为治胃寒呕逆之要药。

7. 高良姜：专入脾胃经，为治胃寒脘腹冷痛常用品。

8. 胡椒：本品能下气行滞，消痰宽胸，以治痰气郁滞，蒙蔽清窍的癫痫痰多为主。

9. 花椒：驱杀蛔虫、蛲虫，可用于虫积腹痛，且外用有杀虫止痒之功。

10. 荜茇：辛散温通，《本草纲目》言其"为头痛、鼻渊、牙痛要药"。

11. 荜澄茄：辛散温通，温中散寒止痛，李时珍称其"暖脾胃，止呕吐哕逆"。

第九章　理气药

一、功效速记

中药	记忆	功效对照	注释
陈皮	试探陈皮力荐丕，胀气呕痛行气痹	燥湿化痰 理气健脾 除胀下气止呕 行气通痹止痛	陈皮：人名 丕：人名
青皮	轻轻消化熟肝，婆气姐痛	消积化滞 疏肝破气 散结止痛	轻轻：青皮 熟肝：一种食物 熟：疏
枳实	直视破晓坍圮痛	破气消积 化痰散痞 止痛	直视：枳实 坍圮（tān pǐ）：崩塌
枳壳	纸壳纸张宽	行滞消胀 理气宽中	纸壳：枳壳 宽：宽中/理气宽中
木香	木木骑童见批示——肝胆脾胃	行气止痛 健脾消食 疏利肝胆 醒脾开胃	木木：木香/人名

中药	记忆	功效对照	注释
沉香	岂止陈翔拿种藕	行气止痛 温肾纳气平喘 温中止呕	陈翔：沉香／人名
檀香	想想气温胃直痛，隔款熊	行气温中散寒 开胃止痛 利膈宽胸	想想：檀香
川楝子	七童敢惹练练虫	行气止痛 疏肝泄热 杀虫疗癣	练练：川楝子
乌药	奇痛无药其寒乌衣	行气止痛 温肾散寒 缩尿止遗	无药：乌药
荔枝核	立志气节祛寒痛，干气胃	行气散结 祛寒止痛 疏肝理气和胃	立志：荔枝核
香附	香妇痛经宽干预	调经止痛 理气宽中 疏肝解郁	痛经：调经止痛 香妇：香附 宽：理气宽中／行气宽中／宽中
佛手	早谈胃痛疏肝气	燥湿化痰 和中止痛 疏肝理气	疏肝：佛手
香橼	宽宽愿谈干起止同雨	宽中 化痰 疏肝理气 止痛解郁	宽：理气宽中／行气宽中／宽中 愿：香橼

中药	记忆	功效对照	注释
玫瑰花	玫瑰和学童奇遇脾胃	和血散瘀 止痛 行气解郁 醒脾和胃	玫瑰：玫瑰花
梅花	书中梅花化痰结脾	疏肝和中 化痰散结 醒脾	—
薤白	谢杨姐祈祷胀痛泄痢	通阳散结 行气导滞 消胀止痛 止泻痢	谢：薤白
大腹皮	大腹宽宽，行水肿	行气宽中 行水消肿	大腹：大腹皮 宽：理气宽中/行气宽中/宽中
甘松	甘松启童开语醒，用去十种毒	理气止痛 开郁醒脾 外用 祛湿消肿 拔毒	—
刀豆	沈阳问道下棋额	温肾助阳 温中 下气止呃	道：刀豆
柿蒂	师弟讲企鹅	降气止呃	师弟：柿蒂

二、考点速览

中药	性味归经	功效	应用	使用
陈皮	辛、苦、温；脾、肺	理气健脾 燥湿化痰 除胀下气止呕 行气通痹止痛	脾胃气滞，**湿阻之[十版]**脘腹胀满，食少吐泻；呕吐、呃逆；湿痰寒痰，咳嗽痰多；痰气交阻之胸痹	3～10g（煎）
青皮	苦、辛、温；肝、胆、胃	疏肝破气 消积化滞 散结止痛	肝郁气滞，胸胁胀痛，疝气疼痛，乳癖乳痈；食积气滞，脘腹胀痛；气滞血瘀之癥瘕积聚，久疟痞块	3～10g（煎）；醋炙可增强疏肝止痛之力。**气虚者慎用[十版]**
枳实	苦、辛、酸，微寒；脾、胃、**大肠（五、七版）**	破气消积 化痰散痞 止痛	积滞内停，痞满胀痛，泻痢后重，大便不通；痰阻气滞，胸痹，结胸，心下痞满，食欲不振；脏器下垂；产后腹痛	3～10g（煎）；炒后性较平和。孕妇慎用
枳壳	苦、辛、酸，微寒；脾、胃	理气宽中 行滞消胀	胸胁气滞，胀满疼痛，食积不化，痰饮内停，脏器下垂	3～10g（煎）。孕妇慎用

中药	性味归经	功效	应用	使用
木香	辛、苦、温；脾、胃、大肠、三焦、胆	行气止痛 健脾消食 疏利肝胆 醒脾开胃	脾胃气滞，脘腹胀痛，食积不消，不思饮食；湿热泻痢，里急后重；胸胁胀痛，黄疸，疝气疼痛	3～6g（煎）；生用行气；煨用实肠止泻，用于泄泻腹痛。凡阴虚火旺者慎用［十版］
沉香	辛、苦、微温；脾、胃、肾	行气止痛 温中止呕 温肾纳气平喘	寒凝气滞，胸腹胀闷疼痛；脾胃虚寒，脘腹冷痛；胃寒呕吐呃逆；肾虚气逆喘息	1～5g（煎，后下）阴虚火旺者慎用［十版］
檀香	辛，温；脾、胃、心、肺	行气温中 开胃止痛 利膈宽胸	寒凝气滞，胸膈不舒，胸痹心痛，脘腹冷痛，呕吐食少	2～5g（煎，后下）
川楝子	苦，寒；有小毒；肝、小肠、膀胱	疏肝泄热 行气止痛 杀虫	肝郁化火，胸胁、脘腹胀痛，寒疝疼痛，虫积腹痛；头癣，秃疮	5～10g（煎）；外用适量，研末调涂；炒用寒性降低。有毒，不宜过量或持续服用；性寒，脾胃虚寒者慎用
乌药	辛，温；肺、脾、肾、膀胱	行气止痛 温肾散寒 缩尿止遗	寒凝气滞，胸腹胀痛，气逆喘急；疝气疼痛，经寒腹痛，肾阳不足［十版］，膀胱虚冷，遗尿尿频	6～10g（煎）

续表

中药	性味归经	功效	应用	使用
荔枝核	甘、微苦，温；肝、肾	行气散结 祛寒止痛 疏肝理气和胃	寒凝气滞之疝气疼痛，睾丸肿痛；胃脘胀痛，痛经，产后腹痛	5～10g（煎）
香附	辛、微苦、微甘，平；肝、脾、三焦	疏肝解郁 理气宽中 调经止痛	肝郁气滞，胸胁胀痛，胃脘疼痛，疝气疼痛；月经不调，经闭痛经，乳房胀痛；脾胃气滞，脘腹痞闷，胀满疼痛	6～10g（煎）；醋炙可增强疏肝止痛之力
佛手	辛、苦、酸，温；肝、脾、胃、肺	疏肝理气 和胃止痛 燥湿化痰	肝郁气滞及肝胃不和之胸胁胀痛，脘腹痞满；脾胃气滞，胃脘痞满，食少呕吐；咳嗽痰多	3～10g（煎）
香橼	辛、苦、酸，温；肝、脾、肺	疏肝理气 止痛宽中 化痰解郁	肝胃气滞，胸胁胀痛；脾胃气滞，脘腹痞满，呕吐噫气；痰多咳嗽，胸膈不利	3～10g（煎）
玫瑰花	甘、微苦，温；肝、脾	行气解郁 和血止痛 醒脾和胃 散瘀	肝胃气痛，食少呕恶；月经不调，经前乳房胀痛；跌仆伤痛	3～6g（煎）
梅花	微酸，平；肝、胃、肺	疏肝和中 化痰散结 醒脾	肝胃气痛，郁闷心烦；梅核气；瘰疬疮毒	3～5g（煎）

续表

中药	性味归经	功效	应用	使用
薤白	辛、苦，温；心、肺、胃、大肠	通阳散结 行气导滞 消胀止痛 止泻痢	胸痹心痛；脘腹痞满胀痛，泻痢后重	5～10g（煎）
大腹皮	辛，微温；脾、胃、大、小肠	行气宽中 行水消肿	湿阻气滞，脘腹胀闷，大便不爽；水肿胀满，小便不利，脚气浮肿	5～10g（煎）
甘松	辛、甘，温；脾、胃	理气止痛 开郁醒脾 外用祛湿 消肿拔毒 [五、七版]	寒郁气滞［十版］，脘腹胀满或胀痛，食欲不振，呕吐；脚气肿痛，牙痛	3～6g（煎）；外用适量，泡汤漱口或煎汤洗脚或研末敷患处
刀豆	甘，温；胃、肾	温中 下气止呃 温肾助阳	虚寒呃逆，呕吐；肾阳虚腰痛	6～9g（煎）
柿蒂	苦、涩，平；胃	降气止呃	胃寒热呃逆；胃热呃逆；虚寒呃逆；痰浊内阻之呃逆；命门火衰，元气暴脱，上逆作呃	5～10g（煎）

三、药印象

1. 陈皮：入脾肺经，专理脾肺气滞，尤善理气调中，对湿阻气滞之脘腹胀满、恶心、呕吐、呃逆效佳；本品苦燥，长于燥湿化痰，又能理气宽胸，为治湿痰、寒痰之要药。

2. 青皮：性烈，入肝胆经，偏行肝胆之气，善于疏肝破气，主治肝气郁滞证。

3. 枳实：为破气消积、化痰除痞之要药；单用或配伍黄芪、白术等补中益气药，可用于治疗脏器下垂。

4. 枳壳：性味、归经与枳实相似，但枳壳作用较为缓和，偏于走中上焦，长于行气宽中除胀。

5. 木香：芳香气烈，能通理三焦，尤善行脾胃之气滞，故为行气调中止痛之佳品；善行大肠之气滞，为治湿热泻痢、里急后重之要药；气味芳香能醒脾开胃，在补益方剂之中，能减轻补益药的滋腻和滞气之弊。

6. 沉香：辛香走窜，性温祛寒，善于行气散寒止痛。

7. 檀香：辛温芳香，善理脾胃、利膈宽胸、止痛。

8. 川楝子：既清肝火，又行气止痛，为治肝郁气滞疼痛的良药，尤善治肝郁化火诸痛证。

9. 乌药：上入肺，中走脾，下达肾与膀胱，善行气散寒止痛，能治三焦寒凝气滞疼痛，且能温肾散寒，治疗膀胱虚冷、遗尿尿频。

10. 荔枝核：性温祛寒，主入肝经，有疏肝理气、散结消肿、散寒止痛之功。

11. 香附：主入肝经，善理肝气之郁结并止痛，肝气郁滞诸证均宜，故为疏肝解郁之要药；疏肝理气，善调经止痛，为妇科调经之要药。《本草纲目》云："乃气病之总司，女科之主帅也。"

12. 佛手：药性和缓，适用于气滞轻证。

13. 香橼：用治肝郁胸胁胀痛，与佛手相似，但力弱。

14. 玫瑰花：气味芳香，味苦疏泄，归肝、脾经，既能疏肝，又能宽中和胃。

15. 梅花：芳香行气入肝、胃，能疏肝解郁，理气和中。

16. 薤白：上通胸中阳气，下行大肠气滞；善于散阴寒之凝滞，通胸阳之闭结，为治胸痹要药。

17. 大腹皮：入脾胃、大肠经，能行气导滞，宽中利气。

18. 甘松：专归脾胃经，能行气消胀，醒脾开胃，散寒止痛，用于脘腹胀满或胀痛，食欲不振，恶心呕吐等。

19. 刀豆：性甘温，入胃经，能温中、降气、止呃，以虚寒之呃逆、呕吐为宜，入肾经能温肾助阳，用于肾虚腰痛。

20. 柿蒂：专入胃经，善降胃气而止呃逆，为止呃要药。

第十章 消食药

一、功效速记

中药	记忆	功效对照	注释
山楂	食山楂，行于浊，散痛泻	消食健胃 行气散瘀 化浊降脂 散结止痛 止泻止痢	浊：化浊降脂
六神曲	六神适合解退热	消食和胃 解表退热	六神：六神曲
麦芽	会长，麦芽其实健脾胃疏肝气	回乳消胀 行气消食 健脾开胃 疏肝行气	—
稻芽	小何稻芽健脾胃	消食和中 健脾开胃	小何：一人称呼
莱菔子	市长来讲坛，咳喘吐风痰	消食除胀 降气化痰 止咳平喘 涌吐风痰	来：莱菔子

续表

中药	记忆	功效对照	注释
鸡内金	敬意激进临时建小食	涩精止遗 通淋化石 健胃消食	激进：鸡内金

二、考点速览

中药	性味归经	功效	应用	使用
山楂	酸、甘、微温；脾、胃、肝	消食健胃 行气散瘀 化浊降脂 散结止痛 止泻止痢	肉食积滞，胃脘胀满，腹痛泄泻［十版］；泻痢腹痛，疝气痛；产后瘀阻腹痛、心腹刺痛，胸痹心痛，恶露不尽或痛经、经闭，胸痹心痛；高脂血症	9～12g（煎）；生山楂、炒山楂多用于消食散瘀，焦山楂、山楂炭多用于止泻痢。脾胃虚弱而无积滞［十版］、胃酸分泌过多者慎用
六神曲	甘、辛，温；脾、胃	消食和胃 解表退热	饮食积滞；外感表证兼食滞	6～15g（煎）；消食宜炒焦用
麦芽	甘，平；脾、胃、肝	行气消食 健脾开胃 回乳消胀 疏肝行气	米面薯蓣芋类饮食积滞，脘腹胀满，脾虚食少，小儿乳食停滞；乳汁郁积，乳房胀痛，妇女断乳；肝郁胁痛，肝胃气痛	10～15g（煎）；回乳炒用60g；生麦芽功偏消食健胃，炒麦芽多用于回乳消胀，焦麦芽多用于食积不消，脘腹胀痛。哺乳期妇女不宜使用

续表

中药	性味归经	功效	应用	使用
稻芽	甘，温；脾、胃	消食和中健脾开胃	米面薯蓣芋类食积不化，腹胀口臭，脾胃虚弱，不饥食少	9～15g（煎）；生用长于和中，炒用偏于消食，炒焦用偏于化积滞
莱菔子	辛、甘、平；肺、脾、胃	消食除胀降气化痰止咳平喘涌吐风痰	食积气滞证，饮食停滞，脘腹胀痛，大便秘结，积滞泻痢；痰壅喘咳，胸闷食少［十版］	5～12g（煎）。生用吐风痰，炒用消食下气化痰［十版］。辛散耗气，气虚及无食积、痰滞者慎用；不宜与人参同用
鸡内金	甘，平；脾、胃、小肠、膀胱	健胃消食涩精止遗通淋化石	米面薯蓣乳肉等各种食积证，呕吐泻痢，小儿脾虚疳积；遗精、遗尿；石淋，砂淋，胆结石	3～10g（煎）；每次1.5～3g（末），研末服；研末服效果优于煎剂。脾虚无积滞者慎用

三、药印象

1.山楂：治各种饮食积滞，尤为消化油腻肉食积滞之要药。

2.六神曲：善消酒食陈腐之积、米面之积，略兼解表之功，故外感兼有食滞者尤宜。

3.麦芽：善消米面薯蓣等淀粉性食物积滞；兼有一定的疏肝解郁作用，用于肝郁气滞。

4. 稻芽：作用和缓，助消化而不伤胃气，主治米面薯芋食滞及脾虚食少消化不良，常与麦芽相须为用。

5. 莱菔子：消食化积之中，尤善消食行气消胀，用于食积气滞证。

6. 鸡内金：消食化积作用较强，并有健脾胃之功，可广泛用于米面薯芋乳肉等各种食积证。

第十一章　驱虫药

一、功效速记

中药	记忆	功效对照	注释
雷丸		杀虫消积 开滞消疳	
使君子	雷军兵肥虫几干？军需热力，冰汽水泻便，非润燥便润咳	杀虫消积 益脾胃 健脾消疳 敛虚热 止泻痢	雷军：雷丸、使君子 冰：槟榔 肥：榧子 润燥便→润燥通便 润咳→润肺止咳
槟榔		杀虫、消积 行气利水 截疟缓泻 通便	
榧子		杀虫消积 润燥通便 润肺止咳	

续表

中药	记忆	功效对照	注释
鹤草芽		杀虫 泻下通便	亚楠：鹤草芽、南瓜子 苦：苦楝皮
南瓜子	亚楠杀虫苦疗癣	杀虫	
苦楝皮		杀虫 止痒疗癣 清热燥湿	

二、考点速览

中药	性味归经	功效	应用	使用
使君子	甘，温；脾、胃	杀虫消积 健脾消疳 益脾胃 敛虚热 止泻痢	蛔虫病，蛲虫病，虫积腹痛；小儿疳积	9～12g（煎），捣碎；使君子仁6～9g，多入丸散或单用，作1～2次分服；小儿每岁1～1.5粒，炒香嚼服，1日总量不超过20粒。大量服用可致呃逆、眩晕、呕吐、腹泻等反应；服时忌饮浓茶
槟榔	苦、辛、温；胃、大肠	杀虫消积 行气利水 截疟缓泻 通便	绦虫病、蛔虫病、姜片虫病，虫积腹痛；食积气滞，腹胀便秘，湿热泻痢；水肿实证，二便不利，脚气肿痛；疟疾	3～10g(煎)；驱绦虫、姜片虫：30～60g；生用力佳，炒用力缓［十版］，焦槟榔偏于消食导滞，用于食积不消，泻痢后重。脾虚便溏、气虚下陷者忌用。孕妇慎用

续表

中药	性味归经	功效	应用	使用
雷丸	微苦，寒；胃、大肠	杀虫消积 开滞消疳	绦虫病，钩虫病，蛔虫病，虫积腹痛；小儿疳积	15～21g（粉），研粉服，每次5～7g，饭后温开水调服，每日3次，连服3天。不入煎剂，因有效成分蛋白水解酶（雷丸素）在60℃左右会被破坏
榧子	甘，平；肺、胃、大肠	杀虫消积 润肺止咳 润燥通便	钩虫病，蛔虫病，绦虫病，虫积腹痛；小儿疳积；肺燥咳嗽；肠燥便秘	9～15g（煎）。大便溏薄、肺热咳嗽者不宜用
苦楝皮	苦，寒；有毒；肝、脾、胃	杀虫疗癣 清热燥湿 杀虫止痒	蛔虫病，蛲虫病，虫积腹痛；湿疮，湿疹，疥癣瘙痒，疥疮，头癣	3～6g（煎）；外用适量，研末用猪脂调敷患处。有毒，不宜过量或持续久服；**有效成分难溶于水，需温水久煎[七版]**；孕妇及肝肾功能不正常者慎用（肝肾功能不正常者禁用[十版]）。
南瓜子	甘，平；胃、大肠	杀虫	绦虫病；血吸虫病	60～120g（粉）；**连壳或去壳后研细粉用[五版]**，冷开水调服；用治血吸虫病，120～200g，长期服用

续表

中药	性味归经	功效	应用	使用
鹤草芽	苦、涩、凉；肝、小肠、大肠	杀虫 泻下通便	绦虫病；滴虫性阴道炎；**小儿头部疖肿**［七版］	每次 30～45g（吞），研粉吞服，小儿 0.7～0.8g/kg，每日 1 次，晨起空腹服。因其有效成分（鹤草酚［十版］）几乎不溶于水，遇热易被破坏故不宜入煎剂

三、药印象

1. 使君子：有良好的驱杀蛔虫作用，为驱蛔虫要药；李时珍言其"为小儿诸病要药"。

2. 槟榔：驱虫谱广，以绦虫为最佳，并以泻下作用驱除虫体为其优点。

3. 雷丸：驱虫面广，对多种肠道寄生虫均有驱杀作用，尤以驱杀绦虫为佳。

4. 榧子：杀虫而不伤胃气，有缓泻之功，用治多种虫积腹痛而不伤胃。

5. 苦楝皮：有较强的杀虫作用，为广谱驱虫中药，可治多种肠道寄生虫病。

6. 南瓜子：性甘平，杀虫而不伤正气，善驱绦虫。

7. 鹤草芽：善驱绦虫，为治绦虫病之专药。

第十二章　止血药

第一节　凉血止血药

一、功效速记

中药	记忆	功效对照	注释
小蓟	大小两鱼都小用	<u>凉血止血</u> **散**瘀**解**毒消痈 （小蓟：利尿通淋）	大小：大蓟、小蓟 两：凉→凉血止血
大蓟			
地榆	地榆两解毒疮肠里	<u>凉血止血</u> 解毒**敛**疮 涩肠止痢 <u>收敛止血</u>	两：凉→凉血止血
槐花	槐花凉肝火	<u>凉血止血</u> 清**肝**泻**火**	凉：凉血止血
侧柏叶	两百伐乌坦克连血	<u>凉血止血</u> 生**发**乌**发** 化**痰**止**咳** <u>收敛止血</u>	两：凉→凉血止血 百：侧柏叶 乌：乌拉圭

续表

中药	记忆	功效对照	注释
白茅根	茅根凉热尿，肥歪了	凉血止血 清热利尿 清肺胃热	凉：凉血止血 肥歪了：肺胃热
苎麻根	猪妈都两胎	清热解毒 凉血止血 安胎 利尿	猪妈：苎麻根 都：毒→解毒/清热解毒

二、考点速览

中药	性味归经	功效	应用	使用
小蓟	甘、苦、凉；心、肝	凉血止血 散瘀解毒消痈 利尿通淋	衄血，吐血，尿血，血淋，便血，崩漏，外伤出血；疮毒痈肿	5～12g（煎）；鲜品加倍。外用适量，捣敷患处
大蓟	甘、苦、凉；心、肝	凉血止血 散瘀解毒消痈	血热出血证，衄血，咯血，吐血，尿血，便血，崩漏，外伤出血；痈肿疮毒	9～15g（煎）；30～60g（鲜）。外用适量，捣敷患处

中药	性味归经	功效	应用	使用
地榆	苦、酸、涩、微寒；肝、大肠	凉血止血 解毒敛疮 涩肠止痢 收敛止血	血热［十版］便血，痔血，血痢，崩漏，咳血，吐血，尿血，衄血；水火烫伤，皮肤溃烂；痈肿疮毒，湿疹	9～15g（煎）；外用适量，研末涂敷患处。止血宜炒炭用，解毒敛疮多生用。性寒酸涩，**虚寒性便血，下痢，崩漏**［七版］或出血有瘀者慎用；大面积烧伤时不宜外涂，以防鞣质被吸收而引起中毒性肝炎
槐花	苦，微寒；肝、大肠	凉血止血 清肝泻火	血热［十版］便血，痔血，血痢，崩漏，吐血，衄血；肝热目赤，头痛眩晕；**高血压病**［五版］	5～10g（煎）；外用适量。止血多炒炭用；清热泻火宜生用。脾胃虚寒及阴虚发热而无实火者慎用
侧柏叶	苦、涩，寒；肺、肝、脾	凉血止血 化痰止咳 生发乌发 收敛止血	吐血，衄血，咯血，便血，崩漏下血；肺热咳嗽，**咯痰黄稠**［十版］；血热脱发，须发早白	6～12g（煎）；外用适量。止血宜炒炭用，化痰止咳宜生用

续表

中药	性味归经	功效	应用	使用
白茅根	甘，寒；肺、胃、膀胱	凉血止血 清热利尿 清肺胃热	**血热咳血〔十版〕** **吐血，衄血，尿血；** 热病烦渴，肺热咳嗽，胃热呕吐；湿热黄疸，**水肿尿少，热淋涩痛**	9～30g（煎）；止血炒炭用，清热利尿宜生用
苎麻根	甘，寒；心、肝	凉血止血 安胎 清热解毒 利尿	咳血，吐血，衄血，尿血，崩漏及紫癜等属于血分有热〔五版〕；热盛〔十版〕胎动不安，胎漏下血；痈肿疮毒；湿热下注，小便淋沥不畅	10～30g（煎）；外用适量，煎汤外洗或捣敷

三、药印象

1. 小蓟：兼能利尿，治疗血热出血，尤以热结下焦之尿血、血淋为宜。

2. 大蓟：止血作用广泛，对吐血、咯血、衄血之上部出血及妇女肝经血热之崩漏下血尤为适宜，且散瘀消痈力强；首载于《名医别录》。

3. 地榆：其性沉降尤宜于下焦之便血、痔血、血痢、崩漏下血；兼泻火解毒，味酸涩能敛疮，为治水火烫伤之要药。

4. 槐花：清泄大肠火热，治便血、痔血、血痢为宜；长于清泻肝火明目，治疗肝火上炎之目赤、头痛眩晕。

5.侧柏叶：善清血热又兼收敛止血之功，为治各种出血证之要药，尤以血热出血为佳；长于清肺热，适用于肺热咳喘、痰稠难咳者。

6.白茅根：入膀胱经，尤宜于膀胱湿热蕴结所致的尿血、血淋；本品甘寒，善清肺胃之热，既能清胃热而止呕，又能清肺热而止咳。

7.苎麻根：兼能利尿，以治疗血热出血证以尿血、血淋属下焦热盛者为佳；本品能清热安胎，为安胎之要药。

第二节　化瘀止血药

一、功效速记

中药	记忆	功效对照	注释
三七	三期肿痛三止血虚	消肿定痛 散瘀止血 补虚强壮	三期：三七
茜草	茜草两预警	凉血止血 祛瘀通经活血	茜草：人名 两：凉→凉血止血
蒲黄	只学蒲黄尿里淋雨痛	收敛止血 通淋利尿 行血化瘀止痛	蒲黄：人名 尿里：利尿

二、考点速览

中药	性味归经	功效	应用	使用
三七	甘、微苦、温；肝、胃	散瘀止血消肿定痛补虚强壮	咯血，吐血，衄血，便血，**尿血**［十版］，崩漏，外伤出血；**血滞**［十版］胸腹刺痛，跌仆肿痛；**冠心病心绞痛**［五版］	3～9g（煎）；1～3g/次（吞），研末吞服；外用适量。孕妇慎用。**阴虚血热之出血不宜单用**［十版］。凡出血而见阴虚口干者，需配滋阴凉血药同用［五版］
茜草	苦、寒；肝	凉血祛瘀止血通经活血	吐血，衄血，崩漏，外伤出血；瘀阻经闭，风湿痹痛，跌仆肿痛	6～10g（煎）；止血炒炭用，活血通经生用或酒炒用。孕妇慎用
蒲黄	甘、平；肝、心包	收敛止血行血瘀利尿通淋止痛	吐血，衄血，咯血，崩漏，外伤出血；血滞经闭痛经，产后瘀血［五版］胸腹刺痛，跌仆肿痛；血淋涩痛	5～10g（煎，包）；外用适量，敷患处；止血多炒炭用，化瘀、利尿多生用。孕妇慎用。**生蒲黄有收缩子宫作用，故孕妇忌服，但可用于产后子宫收缩不良的出血**［五版］

三、药印象

1. 三七：本品功善止血，又能祛瘀，有止血不留瘀、化瘀不伤正的特点；为治瘀血诸证之佳品，为伤科要药。

2. 茜草：既能凉血止血，又能化瘀止血，尤宜于血热夹瘀之出血；《本草纲目》记载能治血滞经闭，为妇科调经要药。

3. 蒲黄：收敛止血，兼有行瘀之功，为止血行瘀之良药，可治各种出血证，尤以属实夹瘀者为宜。

第三节　收敛止血药

一、功效速记

中药	记忆	功效对照	注释
白及	终极熟练学	消肿生肌 收敛止血	极：白及
仙鹤草	仙鹤毒痢虚，节节练学	解毒 止痢 补虚 截疟 收敛止血 杀虫	仙鹤：仙鹤草／一动物
紫珠叶	紫猪于都中两脸血	散瘀解毒消肿 凉血收敛止血 疗疮	紫猪：紫珠叶

续表

中药	记忆	功效对照	注释
棕榈炭	收学总治懈怠	收敛止血 止泻止带	总：棕榈炭
血余炭	血余收治血尿瘀	收敛止血 利尿 化瘀 补阴	血余：血余炭

二、考点速览

中药	性味归经	功效	应用	使用
白及	苦、甘、涩，微寒，肺、胃、肝	收敛止血 消肿生肌	咳血，吐血，肺胃出血证；外伤出血；疮疡肿毒、皮肤皲裂，烧烫伤	6～15g（煎）；3～6g（吞），研末吞服；外用适量。不宜与川乌、**制川乌[十版]**、**草乌、制草乌[十版]**、附子同用
仙鹤草	苦、涩，平；心、肝肺（肝，脾经[五版]）	收敛止血 截疟 止痢 解毒 补虚 杀虫	咯血，吐血，**衄血[五版]**，尿血、便血[十版]，崩漏下血；疟疾寒热；血痢，久泻久痢；痈肿疮毒，**用于滴虫性阴道炎所致的[五版]**，阴痒带下；脱力劳伤	6～12g（煎）；外用适量

续表

中药	性味归经	功效	应用	使用
紫珠叶	苦、涩、凉；肝、肺、胃	*凉血收敛止血 散瘀解毒消肿疗疮*	衄血，咯血，吐血，便血，崩漏，外伤出血，**牙龈出血[五版]**；热毒疮疡；水火烫伤	3～15g（煎）；1.5～3g（末），研末吞服。外用适量，敷于患处
棕榈炭	苦、涩、平；肝、肺、大肠	*收敛止血 止泻止带*	吐血，衄血，尿血，便血，崩漏等证而无郁滞；久泻久痢，妇人带下	3～9g（煎）。出血者兼有瘀滞者不宜用；**湿热下痢初起者慎用[七版]**
血余炭	苦、平；肝、胃	*收敛止血 化瘀 利尿补阴*	吐血，咯血，衄血，血淋，尿血，便血，崩漏，外伤出血；小便不利	5～10g（煎）；外用适量

三、药印象

1.白及：质黏味涩，为收敛止血之要药，内外诸出血证均可选用，尤多用于肺、胃出血证；为外疡消肿生肌的常用药。

2.仙鹤草：药性平和，对于出血而无瘀滞者，无论寒热虚实，皆可应用；止血又能补虚，对于血痢、久泻久痢尤为适宜。

3. **紫珠叶**：味苦涩而性凉，各种内外伤出血均可用，尤多用于肺胃出血证。

4. **棕榈炭**：为收敛止血之良药，广泛用于多种出血证，尤多用于崩漏，收敛性强，以出血而无瘀滞者为宜。

5. **血余炭**：既能收敛止血，又能消瘀，有止血不留瘀的特点，可用于各种出血证。

第四节　温经止血药

一、功效速记

中药	记忆	功效对照	注释
艾叶	三筒爱静态问学，用取样	散**寒**止痛 调**经** 安**胎** **温经止血** 外**用**祛**湿**止痒	三筒：人名 爱：艾叶
炮姜	炮将问学问中通纸写	**温经止血** **温中止痛** **止泻**	炮将：炮姜
灶心土	泻呕吐，终止学	**止泻止呕** **温中止血**	呕吐：止呕 吐：灶心土

二、考点速览

中药	性味归经	功效	应用	使用
艾叶	辛、苦、温；*有小毒*；肝、脾、肾	*温经止血**散寒止痛**调经安胎**外用**祛湿止痒*	虚寒性［十版］吐血，衄血，崩漏，月经过多；少腹冷痛，经寒不调，宫冷不孕，脘腹冷痛；胎动不安，胎漏下血；**皮肤瘙痒，带下证**［五版］	3～9g（煎）；外用适量，供灸治或熏洗用；醋艾炭温经止血，用于虚寒性出血
炮姜	辛，热；脾、胃、肾（脾、肝经［五、七版])	*温经止血**温中止痛**止泻*	阳虚失血，吐衄崩漏；脾胃虚寒，腹痛吐泻，**痢疾**［五版］	3～9g（煎）
灶心土	辛，温；脾、胃	*温中止血**止呕**止泻*	虚寒性出血；胃寒呕吐；脾虚久泻；**妊娠恶阻**［五版］	15～30g，*布包先煎*；或60～120g，*煎汤代水*

三、药印象

1. 艾叶：为温经止血之要药，**适用于虚寒性出血病证，尤宜于崩漏**；为治妇科下焦虚寒或寒客胞宫之要药，为妇科安胎之要药。

2.炮姜：主入脾经，性温，温经止血善治中焦虚寒性出血证；善温暖脾胃，为治虚寒性腹痛、腹泻之佳品。

3.灶心土：为温经止血之要药，凡脾气虚寒，不能统血之出血病证，皆可应用，尤善治吐血、便血；既能温暖脾胃，又能涩肠止泻。

第十三章　活血化瘀药

第一节　活血止痛药

一、功效速记

中药	记忆	功效对照	注释
川芎	川芎去痛活血气	祛风止痛 活血行气	—
延胡索	掩护七童活	行气 止痛 活血	掩护：延胡索
郁金	心凉伙同其余欲蛋黄降旗止血	清心凉血 活血止痛 行气解郁 利胆退黄 降气止血	欲：郁金
姜黄	姜黄略痛破血气，伞风寒湿	通络止痛 破血行气 散风寒湿	—
银杏叶	隐形血瘀略痛，捉肺喘	活血化瘀 通络止痛 化浊降脂 敛肺平喘	隐形：银杏叶

续表

中药	记忆	功效对照	注释
乳香	入乡活定小众鸡	活血定痛 消肿生肌	入乡：乳香
没药	预定没药消肿肌	散瘀定痛 行气 消肿生肌	—
五灵脂	获知灵脂化瘀血	活血止痛 化瘀止血	灵脂：五灵脂
降香	讲理气彤话欲止 降旗比会中治鸥	理气止痛 化瘀止血 降气辟秽 和中止呕	讲：降香彤，人名

二、考点速览

中药	性味归经	功效	应用	使用
川芎	辛，温； 肝、胆、 心包	活血行气 祛风止痛	血瘀气滞，胸痹心痛，胸胁刺痛，跌仆肿痛，月经不调，经闭痛经，难产，产后瘀阻腹痛，胁肋作痛，肢体麻木，疮痈肿痛，癥瘕腹痛，头痛，风湿痹痛；风湿痹阻、肢节疼痛，**治冠心病心绞痛及缺血性脑血管病［五版］**	3～10g（煎）。**阴虚阳亢之头痛［十版］**，阴虚火旺、舌红口干、多汗、月经过多及出血性疾病不宜使用。孕妇慎用

中药	性味归经	功效	应用	使用
延胡索	辛、苦，温；肝、脾、心	活血行气止痛	气血瘀滞，胸胁、脘腹疼痛，胸痹心痛，经闭痛经，产后瘀阻，跌仆肿痛；治冠心病，心率失常 [五版]	3～10g（煎）；1.5～3g/次（末）；醋制可加强止痛之功
郁金	辛、苦，寒；肝、胆、心、肺（肝、胆、心 [五版]）	活血止痛行气解郁清心凉血利胆退黄降气止血	气滞血瘀，胸胁刺痛，胸痹心痛，月经不调，经闭痛经，乳房胀痛，癥瘕痞块 [五版]；热病神昏，癫痫发狂；血热吐衄，妇女倒经，血淋 [七版]；黄疸尿赤，胆胀胁痛；胆石症 [五版]	3～10g（煎）。不宜与丁香、母丁香同用
姜黄	辛、苦，温；肝、脾	破血行气通络止痛散风寒湿	气滞血瘀，胸胁刺痛，胸痹心痛，痛经经闭，腹痛 [五版]，癥瘕，跌仆肿痛；风湿肩臂疼痛	3～10g（煎）；外用适量。孕妇慎用
银杏叶	甘、苦、涩，平；心、肺	活血化瘀通络止痛敛肺平喘化浊降脂	瘀血阻络，胸痹心痛，中风偏瘫，肺虚咳喘，高脂血症；高血压，冠心病心绞痛，脑血管痉挛 [五版]	9～12g（煎）。有邪实者忌用

中药	性味归经	功效	应用	使用
乳香	辛、苦，温；心、肝、脾	活血定痛消肿生肌	跌打损伤，痈肿疮疡，气滞血瘀，胸痹心痛，胃脘疼痛，痛经经闭，产后瘀阻，癥瘕腹痛，风湿痹痛，筋脉拘挛，痛经，经闭，肠痈，溃疡溃破久不收口［五版］	3～5g（煎、丸、散），宜炮制去油［十版］；外用适量，生用或炒用［七版］研末调敷。孕妇及胃弱者慎用（无瘀滞者及孕妇不宜用［五版］）
没药	辛、苦，平；心、肝、脾	散瘀定痛消肿生肌行气	跌打损伤，瘀滞疼痛，痈疽肿痛，疮疡溃后久不收口以及多种瘀滞痛证；经闭痛经，胃腹疼痛肠痈［五版］	3～5g（丸、散），炮制去油，多入丸散用；外用适量。孕妇及胃弱者慎用
五灵脂	苦、咸、甘，温；肝	活血止痛化瘀止血	瘀血阻滞诸痛证，痛经，经闭，产后瘀阻腹痛，胸痛，脘腹疼痛［五版］；瘀滞出血证，妇女崩漏经多，色紫多块，少腹刺痛［五版］	3～10g（煎、包）。孕妇慎用；不宜与人参同用，"十九畏"认为人参畏五灵脂［五版］

中药	性味归经	功效	应用	使用
降香	辛，温；肝、脾（心，肝经[五版]）	化瘀止血 理气止痛 降气辟秽 和中止呕	肝郁胁痛，胸痹刺痛，跌仆伤痛；吐血，衄血，外伤出血；秽浊内阻，呕吐腹痛	9～15g（煎，后下）；外用适量，研细末敷患处 **凡阴虚火盛，血热妄行而无瘀滞者不宜宜用**[五版]

三、药印象

1.川芎：既能活血祛瘀，又能行气通滞，为"血中气药"，功善止痛，为治气滞血瘀诸痛证之要药。性善行窜，《本草汇言》言其"上行头目，下调经水，中开郁结"，善通达气血，为妇科活血调经要药，为治头痛之要药。

2.延胡索：既能活血，又能行气，具有良好的止痛功效，李时珍称其"能行血中气滞，气中血滞，故专治一身上下诸痛"。

3.郁金：既能活血祛瘀以止痛，又能疏肝行气以解郁，善治气血瘀滞之证，尤以兼热者为宜。

4.姜黄：既入气分，又入血分，长于止痛，善治气滞血瘀诸痛证。

5.乳香：既能行气通滞，散瘀止痛，又能活血消痈，祛腐生肌，为外伤科要药；与没药相比，乳香偏于行气、伸筋，多用于痹证。

6.没药：功效主治与乳香相似，常与乳香相须为用，治疗多种瘀滞痛证；与乳香相比，没药偏于散血化瘀，治疗血瘀气滞较重之胃痛多用。

7.五灵脂：专入肝经血分，功善活血化瘀止痛，为治疗瘀滞疼痛之要药，尤多用于心腹诸痛及出血症。

8.降香：辛散温通，能化瘀止血，适用于瘀滞出血证，尤其适用于跌打损伤所致的内外出血之证，为外科常用之品。

第二节　活血调经药

一、功效速记

中药	记忆	功效对照	注释
丹参	单身血瘀心烦，两用痛经通	活血祛瘀 清心除烦 凉血消痈 通经止痛 安神	单身：丹参
红花	红花瘀痛或通经，花只消斑	散瘀止痛 活血通经 化滞消斑	红花：人名
桃仁	活于咳喘尝桃仁减肥起	活血祛瘀 止咳平喘 润肠通便 降泄肺气	尝：肠→润肠通便

续表

中药	记忆	功效对照	注释
益母草	鸟笑一草都学调经余痛	利尿消肿 清热解毒 活血调经 祛瘀止痛	一草：益母草
泽兰	欲用水泽活调井	祛瘀消痈 利水消肿 活血调经	水：利水消肿 泽：泽兰
牛膝	林夕驻京学下今干甚	利尿通淋 逐瘀通经 引血（火）下行 强筋骨 补肝肾	林夕：人名 林：利尿通淋 夕：牛膝
鸡血藤	记今略痛经，活补血	舒筋活络 调经止痛 活血补血	记：鸡血藤 痛经：调经止痛
王不留行	王莅临儒校荻童经	利尿通淋 下乳消肿 活血通经	王：王不留行
月季花	疏于计划学调经肿痛	疏肝解郁 活血调经 消肿止痛 解毒	计划：月季花

二、考点速览

中药	性味归经	功效	应用	使用
丹参	苦，微寒；心、肝（心包 [五、七版]）	活血祛瘀通经止痛清心除烦凉血消痈安神	瘀血阻滞之月经不调，痛经经闭，产后腹痛；血瘀胸痹心痛，脘腹胁痛，癥瘕积聚，跌打损伤，**风湿痹证 [八版]**，热痹疼痛；疮痈肿痛；心烦不眠，**烦躁神昏，高热，斑疹隐隐，舌红绛；肝脾肿大及冠心病 [五版]**	10～15g（煎）；活血化瘀宜酒炙用。不宜与藜芦同用，孕妇慎用 [八版]
红花	辛，温；心、肝	活血通经散瘀止痛化滞消斑	瘀血阻滞之经闭，痛经，恶露不行；瘀滞腹痛，胸痹心痛，胸胁刺痛，癥瘕痞块；跌打损伤，关节疼痛 [五版]，疮疡肿痛；热郁血瘀，斑疹色暗	3～10g（煎）；孕妇慎用；有出血倾向者不宜多用；孕妇忌用 [五、七版]
桃仁	苦、甘，平；**有小毒 [七版]**；心、肝、大肠（肺 [五版]）	活血祛瘀润肠通便止咳平喘降泄肺气	瘀血阻滞之经闭痛经，产后腹痛，癥瘕痞块，**瘀阻疼痛 [五版]**，跌仆损伤；肺痈，肠痈；肠燥便秘；咳嗽气喘	5～10g（煎）。孕妇及便溏者慎用，桃仁霜入汤剂宜包煎，本品有毒，不宜过量 [七版]。孕妇忌用 [五、七版]

续表

中药	性味归经	功效	应用	使用
益母草	苦、辛，微寒；肝、心包、膀胱（心［五、七版］）	活血调经利尿消肿清热解毒祛瘀止痛	瘀滞月经不调，痛经经闭，恶露不尽，**产后瘀阻腹痛，小腹疼痛**［五版］；水肿尿少，小便不利［五版］；跌打损伤，疮痈肿毒，**皮肤瘾疹，瘙痒**［五、七版］	9～30g（煎）；12～40g（鲜）。孕妇慎用。无瘀滞及阴虚血少者忌用［七版］
泽兰	苦、辛，微温；肝、脾	活血调经祛瘀消痈利水消肿	血瘀月经不调，经闭痛经，**腹中包块**［五版］，产后瘀阻腹痛；跌打损伤，疮痈肿毒；水肿，腹水	6～12g（煎）；血虚无瘀滞者慎用。
牛膝	苦、甘、酸，平；肝、肾	逐瘀通经补肝肾强筋骨利尿通淋引血（火）下行	瘀血阻滞之月经不调，经闭，痛经，**经行腹痛**［七版］，胞衣不下；跌仆伤痛，腰膝酸痛，筋骨无力；淋证，水肿，小便不利；气火上逆之吐血，衄血，牙痛，口疮，阴虚阳亢之头痛，眩晕；**尿道涩痛，难产**［五版］	5～12g（煎）；川牛膝长于活血通经（活血通经、利尿通淋、引火下行宜生用［十版］），怀牛膝长于补肝肾、强筋骨（补肝肾、强筋骨宜酒炙用［十版］）。性滑利善下行，孕妇慎用。孕妇及月经过多者忌服。中气下陷，脾虚泄泻，下元不固，多梦遗精者慎用［七版］

续表

中药	性味归经	功效	应用	使用
鸡血藤	苦、甘（微甘），温；肝、肾	活血补血调经止痛舒筋活络	月经不调，痛经，闭经；风湿痹痛，肢体麻木，血虚萎黄，肢体瘫痪［七版］	9～15g（煎）或浸酒服，或熬膏服［七版］
王不留行	苦，平；肝、胃	活血通经下乳消肿利尿通淋	血瘀经闭，痛经，难产；产后乳汁不下，乳痈肿痛；热淋，血淋，石淋［七版］，淋证涩痛，泌尿道结石及前列腺炎［五版］	5～10g（煎）。性善下行，孕妇慎用
月季花	甘，温；肝（甘，淡，微苦，平［七版］）	活血调经疏肝解郁消肿止痛解毒	气滞血瘀，月经不调，痛经，闭经，胸胁胀痛；跌打伤痛，痈疽肿毒，瘰疬	3～6g（煎）。多服、久服可引起腹痛及便溏腹泻，用量不宜过大；孕妇慎用。脾胃虚弱者宜慎用；孕妇不宜服用［五版］

三、药印象

1. 丹参：归心、肝经，主入血分，功善活血化瘀，调经止痛，祛瘀生新，为治血行不畅、瘀血阻滞之经产病的要药；性善通行，能活血化瘀，通经止痛，为治疗血瘀证的要药。

2. 红花：活血祛瘀、通经止痛力强，为妇产科血瘀病证的常用药。

3. 桃仁：善泄血滞，祛瘀力强，为治疗多种瘀血阻滞病证的要药；既能活血祛瘀以消痈，又能润肠通便以泄瘀，是治肺痈、肠痈的常用药。

4. 益母草：功善活血调经，祛瘀通经，为妇科经产病的要药；名虽为益母草，带有益母的含义，但因其具活血散瘀之功，故孕妇应当慎用。

5. 泽兰：辛散苦泄，温通行滞，功善活血调经，为妇科经产瘀血病证的常用药。

6. 牛膝：归肝、肾经，性善下行，长于活血通经，多用于妇科瘀滞经产诸疾以及跌打伤痛；既能利尿通淋，又能活血祛瘀，为治下焦水湿潴留病证的常用药。

7. 鸡血藤：既活血，又补血，为妇科调经要药。既能活血通络止痛，又能养血荣经，为治疗经脉不畅、络脉不和病证的常用药。

8. 王不留行：归肝、胃经，走血分，苦泄宣通，行血脉，通乳汁，为治疗产后乳汁不下的常用之品。

9. 月季花：独入肝经，既能活血调经，又能疏肝解郁，理气止痛，常用于肝血郁滞所致的月经不调、痛经、闭经及胸胁胀痛。

第三节　活血疗伤药

一、功效速记

中药	记忆	功效对照	注释
土鳖虫	土鳖迫于续接骨消肿痛	破血逐瘀 续筋接骨 消肿止痛 通经	土鳖：土鳖虫
马钱子	略通马钱三姐小学疗伤	通络止痛 散结消肿 活血疗伤	马钱：马钱子
自然铜	瘀痛自然许接骨学疗伤	散瘀止痛 续筋接骨 活血疗伤	自然：自然铜
苏木	苏牧肿痛活学于同经	消肿止痛 活血祛瘀 通经	苏牧：苏木／人名 于同经：人名
骨碎补	虽补身强活伤痛续筋骨，用小风祛	补肾强骨 活血疗伤止痛 外用消风祛斑 续接筋骨 止血	虽补：骨碎补

续表

中药	记忆	功效对照	注释
血竭	学姐学定化学，急练	活血定痛 化瘀止血 生肌敛疮	学姐：血竭
儿茶	儿茶失联，伙同飞华制学籍	收湿敛疮 活血止痛 清肺化痰 止血生肌	儿茶/飞华：人名
刘寄奴	刘寄伤血三瘀痛，破通京小食鸡	疗伤止血 散瘀止痛 破血通经 消食化积	刘寄：刘寄奴/人名

二、考点速览

中药	性味归经	功效	应用	使用
土鳖虫	咸，寒； 有小毒； 肝	破血逐瘀 续筋接骨 消肿止痛 通经	跌打损伤，筋伤骨折，**瘀肿疼痛**［七版］；血瘀经闭，产后瘀阻腹痛，癥瘕痞块	3～10g（煎）；黄酒送服；孕妇禁用

续表

中药	性味归经	功效	应用	使用
马钱子	苦，寒（温[十版]）；有大毒；肝、脾	通络止痛散结消肿活血疗伤	跌打损伤，骨折肿痛；风湿顽痹，麻木瘫痪；痈疽疮毒，咽喉肿痛；治多种癌肿[五版]	0.3～0.6g（丸、散），炮制后入丸散用；不宜多服久服及生用，孕妇禁用，运动员慎用；有毒成分容易经皮肤吸收，不宜大面积涂敷，体虚者忌用[七版]本品有毒，服用过量，可引起肢体颤动、惊厥、呼吸困难，甚至昏迷等中毒症状，所以严格控制用量，注意炮制[五版]
自然铜	辛，平；肝	散瘀止痛续筋接骨活血疗伤	跌打损伤，筋骨折伤，瘀肿疼痛	3～9g（丸、散）；多入丸散服，入煎剂宜先煎；外用适量。孕妇慎用。不宜久服[十版]；阴虚火旺，血虚无瘀者慎用[八版]
苏木	甘、咸，微辛，平；心、肝、脾	活血祛瘀消肿止痛通经	跌打损伤，骨折筋伤，瘀滞肿痛；血滞经闭痛经，产后瘀阻，胸腹刺痛，痈疽肿痛，疮毒[七版]	3～9g（煎）。孕妇慎用（月经过多和孕妇忌用[七版]）

续表

中药	性味归经	功效	应用	使用
骨碎补	苦，温；肝、肾	活血疗伤止痛 补肾强骨 外用消风祛斑 续接筋骨止血	跌仆闪挫，筋骨折伤；肾虚腰痛，筋骨痿软，耳鸣耳聋，牙齿松动，久泻，斑秃，白癜风，脚弱，金疮［五版］	3～9g（煎）；外用适量，研末调敷或浸酒擦患处。孕妇［十版］、阴虚火旺、血虚风燥者，无瘀血者［五版］慎用
血竭	甘、咸，平；心、肝	活血定痛化瘀止血生肌敛疮	跌打损伤，瘀滞心腹疼痛；外伤出血；疮疡不敛；妇女瘀血经闭，痛经，产后瘀阻腹痛，以及一切瘀血阻滞心腹刺痛等证［五版］	1～2g（末、丸）；外用研末撒或入膏药使用。孕妇慎用；月经期不宜服（无瘀血者不宜用，孕妇及月经期患者忌用［七版］）
儿茶	苦、涩，微寒（凉［五、七版］）；心、肺	活血止痛止血生肌收湿敛疮清肺化痰	跌仆伤痛，外伤出血，吐血衄血；疮疡不敛，湿疹，湿疮，牙疳，下疳，痔疮；肺热咳嗽	1～3g（煎，包）；多入丸散用；外用适量
刘寄奴	苦，温；心、肝、脾	散瘀止痛疗伤止血破血通经消食化积	跌打损伤，瘀滞肿痛，外伤出血，血瘀经闭，产后瘀滞腹痛；食积腹痛，赤白痢疾	3～10g（煎）；外用适量，研末撒或调敷，亦可鲜品捣烂外敷。孕妇慎用（孕妇忌服［五版］）

三、药印象

1.**土鳖虫**：主归肝经，入血分，性善走窜，活血力强，能破血逐瘀，消肿止痛，续筋接骨，为伤科疗伤常用药。

2.**马钱子**：性善通行，功善止痛，为伤科疗伤止痛之要药；张锡纯谓其"开通经络，透达关节之力，远胜于他药"；为治疗风湿顽痹、拘挛疼痛、麻木瘫痪之常用药。

3.**自然铜**：主入肝经血分，长于促进骨折的愈合，为伤科接骨续筋的要药。

4.**苏木**：能活血散瘀，消肿止痛，为伤科常用药；能活血祛瘀，通经止痛，为妇科瘀滞经产诸证及其他瘀滞病证的常用药。

5.**骨碎补**：入肝肾经，能活血通经，散瘀消肿，疗伤止痛，续筋接骨，以善补骨碎而得名，为伤科要药。

6.**血竭**：能活血散瘀，消肿止痛，为伤科及其他瘀滞痛证要药；且能止血，有止血不留瘀的特点，适用于瘀血阻滞、血不归经的出血，尤宜外伤出血。

7.**儿茶**：既能生肌敛疮，又能收湿敛疮。

8.**刘寄奴**：能活血散瘀，通经止痛，止血疗伤，前人称其为"金疮要药"。

第四节　破血消癥药

一、功效速记

中药	记忆	功效对照	注释
三棱	三住小地址，破血腥祝雨小	消积止**痛** 破血行**气** 逐**瘀**消**癥**	三住：三棱、莪术
莪术		消积止**痛** 破血行**气** 逐**瘀**消**癥**	
水蛭	谁知破桶欲小挣料场	破**血**通**经** 逐**瘀**消**癥** 疗伤	谁知：水蛭 料场：疗伤
虻虫	迫于萌宠小挣几通血脉肿痛	破**血**逐**瘀** 消**癥散积** 通利血脉 消肿止痛	萌宠：虻虫
斑蝥	读史半毛破竹借证	攻**毒**蚀**疮** 破**血**逐**瘀** 散结消**癥** 通经 发泡 助生毛发	半毛：斑蝥

二、考点速览

中药	性味归经	功效	应用	使用
莪术	辛、苦，温；肝、脾	破血行气消积止痛逐瘀消癥	癥瘕痞块，瘀血经闭，胸痹心痛；食积气滞，脘腹胀痛；跌打损伤，瘀肿疼痛	6～9g（煎）；醋制可增强祛瘀止痛之力；孕妇及月经过多者禁用
三棱	辛、苦，平；肝、脾	破血行气消积止痛逐瘀消癥	主治与莪术相同，常相须为用	5～10g（煎）；醋制可增强祛瘀止痛作用；孕妇及月经过多者禁用；不宜与芒硝、玄明粉同用
水蛭	咸、苦，平；有小毒；肝	破血通经逐瘀消癥疗伤	血瘀经闭，癥瘕痞块；中风偏瘫，跌打损伤，瘀滞心腹疼痛	1～3g（煎）。孕妇及月经过多者禁用
虻虫	苦，微寒；有小毒；肝	破血逐瘀消癥散积通利血脉消肿止痛	血瘀经闭，癥瘕痞块；跌打损伤，瘀滞肿痛	1～1.5g（煎）；0.3g（末）。孕妇禁用；体虚无瘀、腹泻者不宜用

中药	性味归经	功效	应用	使用
斑蝥	辛，热（寒[五版]）；有大毒；肝、胃、肾	破血逐瘀散结消癥攻毒蚀疮通经助生毛发	癥瘕，瘀滞经闭；顽癣，赘疣，瘰疬，痈疽不溃，恶疮死肌；面瘫，风湿痹痛，狂犬咬伤[五版]	0.03～0.06g（丸、散），入丸散宜炮制后使用；外用研末或浸酒、醋，或制油膏涂敷患处。**内服宜慎[十版]**，体弱者或孕妇禁用[五版]；外用可刺激皮肤发红发泡，甚至腐烂，不宜久敷和大面积使用

三、药印象

1.莪术：行气之力莪术优于三棱。

2.三棱：破血之力三棱胜于莪术。

3.水蛭：力峻效宏，破血逐瘀力强，常用于瘀滞重证。

4.虻虫：苦泄性烈，能破血逐瘀，通利血脉，能用于瘀血重证。

5.斑蝥：能破血逐瘀，通利血脉，消癥散结，常用于瘀血重证，用治癥积，经闭重证。

第十四章 化痰止咳平喘药

第一节 温化寒痰药

一、功效速记

中药	记忆	功效对照	注释
半夏	你呕半夏皮结湿痰，用消肿痛	降逆止呕 消痞散结 燥湿化痰 温化寒痰 外用消肿止痛	半夏：人名
天南星	早谈天南街中去风景	燥湿化痰 散结消肿 祛风止痉	天南：天南星
白附子	百子风痰搐，毒结痛	祛风痰燥湿 定惊搐 解毒散结 止痛	百子：白附子
芥子	姐略痛、劫匪叹气、煮水饮	散结通络止痛 温肺豁痰利气 逐水饮	劫：芥子

中药	记忆	功效对照	注释
皂荚	街中便去谈桥造价	散结消肿 通便 祛痰开窍 杀虫	造价：皂荚
旋覆花	炫富讲起薪水呕痰	降气 行水 止呕 消痰	炫富：旋覆花 薪水：行水
白前	讲起白天笑谈止咳	降气 消痰 止咳	白天：白前

二、考点速览

中药	性味归经	功效	应用	使用
半夏	辛、温；有毒；脾、胃、肺	燥湿化痰温化寒痰降逆止呕消痞散结外用消肿止痛	痰湿壅肺，寒饮咳喘，咳喘痰多，痰饮眩悸，风痰眩晕，痰厥头痛；胃气上逆，呕吐反胃；心下痞满，痰热结胸，梅核气；痈疽肿毒，瘿瘤，瘰疬痰核，毒蛇咬伤	3～9g（内服）；外用适量，磨汁涂或研末以酒调敷患处；生品宜外用，内服宜制用，生品内服宜慎。阴虚燥咳、血证、热痰、燥痰应慎用或忌用[五版]；不宜与川乌、草乌（制草乌[十版]、制川乌[十版]）、附子同用
天南星	苦、辛、温，有毒；肺、肝、脾	燥湿化痰祛风止痉散结消肿	湿痰，寒痰证，顽痰咳嗽；风痰眩晕，中风痰壅，口眼歪斜，半身不遂，癫痫，惊风，破伤风；痈肿，瘰疬痰核[十版]，蛇虫咬伤；子宫颈癌[五版]	3～9g（内服）；生品外用适量，研末以醋或酒调敷患处；孕妇慎用；生品内服宜慎[十版]

中药	性味归经	功效	应用	使用
白附子	辛，甘，温；有毒；胃、肝（脾[五版]）	祛风痰定惊搐止痛解毒散结燥湿	中风痰壅，口眼歪斜，语言謇涩，风痰壅盛之惊风癫痫，破伤风；痰厥头痛，偏正头痛；瘰疬痰核；毒蛇咬伤	3～6g（煎），宜炮制后用；外用生品适量捣烂，煎膏或研末以酒调敷患处。孕妇慎用；生品内服宜慎[十版]
芥子	辛，温；肺（胃[七版]）	温肺豁痰利气散结通络止痛逐水饮	寒痰咳嗽，悬饮胸胁胀痛；痰滞经络，关节麻木疼痛，痰湿流注，阴疽肿毒	3～9g（煎），不宜久煎；外用适量。久咳肺虚及阴虚火旺、消化道溃疡、出血者及皮肤过敏者忌用；用量不宜过大，以免引起腹泻等不良反应
皂荚	辛、咸，温；有小毒；肺、大肠	祛痰开窍散结消肿通便杀虫	中风口噤，昏迷不醒，癫痫痰盛，关窍不通，痰阻喉痹；顽痰喘咳，咳痰不爽；大便燥结；疮肿未溃	1～1.5g（丸、散）；外用适量，研末吹鼻取嚏或研末调敷患处。非顽痰实证体壮者不宜轻投。内服剂量不宜过大，过量易引起呕吐、腹泻[十版]。孕妇及咯血、吐血患者忌服

续表

中药	性味归经	功效	应用	使用
旋覆花	苦、辛、咸、微温；肺、脾、胃、大肠	降气消痰行水止呕	风寒咳嗽，痰饮蓄结，胸膈痞闷，喘咳痰多；呕吐噫气，心下痞硬；气血不和之胸胁疼痛	3～9g（煎，包）。有绒毛，易刺激咽喉作痒而致呛咳、呕吐，故需包煎；阴虚劳嗽及燥咳慎用
白前	辛、苦（甘、平[五版]），微温；肺	降气消痰止咳	肺气壅实，咳嗽痰多，胸满喘急	3～10g（煎）

三、药印象

1. 半夏：性温而燥，为燥湿化痰、温化寒痰要药，**善治脏腑之湿痰**。

2. 天南星：归肝经，走经络，善祛风痰而止痉，治风痰证。

3. 白附子：为治疗风痰证的常用药；其性上行，善治头面部诸疾。

4. 芥子：辛散利气，善散"皮里膜外之痰"。

5. 皂荚：辛能通利气道，咸能软化胶结之痰，善祛胶结之顽痰。

6. 旋覆花：消痰行水而降肺气，长于降气化痰而平喘。

7. 白前：性微温而不燥烈，长于祛痰，降肺气；治疗咳嗽痰多，以痰湿或寒痰阻肺，肺气失降者为宜。

第二节　清化热痰药

一、功效速记

中药	记忆	功效对照	注释
川贝母	借用川贝清润痰咳	散结消痈 清热润肺 化痰止咳	川贝：川贝母
浙贝母	这辈堵截用轻坦克	解毒散结消痈 清热化痰止咳	这辈：浙贝母
瓜蒌	熊姐瓜蒌轻地燥肠	宽胸散结 清热涤痰 润燥滑肠	—
竹茹	诸如烦呕清热痰凉只鞋	除烦止呕 清热化痰 凉血止血	诸如：竹茹 凉只鞋：两止血
竹沥	逐利定巧清货摊	定惊利窍 清热豁痰	逐利：竹沥
天竺黄	天竺轻弹心定静	清热豁痰 清心定惊	天竺：天竺黄

续表

中药	记忆	功效对照	注释
胆南星	单男媳妇定热谈	息风定惊 清热化痰	单男：胆南星
前胡	千湖三清讲坛	散风清热 降气化痰	千湖：前胡
桔梗	烟农桔梗宣肺祛痰通二便	利咽 排脓 宣肺 祛痰 通二便	—
胖大海	大海清润常利音	清热润肺 润肠通便 利咽开音	大海：胖大海
昆布 海藻	小嫌谁不早	消痰软坚散结 利水消肿	咸：软坚散结 不早：昆布、海藻
黄药子	都要两学谈接应	清热凉血解毒 散结消瘿 化痰软坚	要：黄药子
海蛤壳	各个热谈嫌酸痛，外用收湿疮	清热化痰 软坚散结 制酸止痛 外用收湿敛疮	各个：海蛤壳 嫌：咸→软坚散结

续表

中药	记忆	功效对照	注释
海浮石	复试嫌林废话	软坚散结 利尿通淋 清肺化痰	复试：海浮石 嫌：咸→软坚散结
礞石	猛士坠下敢镇静	坠痰下气 平肝镇惊	猛士：礞石

二、考点速览

中药	性味归经	功效	应用	使用
川贝母	苦、甘，微寒；肺、心	清热润肺化痰止咳散结消痈	肺热燥咳，干咳少痰，阴虚劳嗽，痰中带血；痰火郁结之瘰疬，疮痈，乳痈，肺痈	3～10g（煎）；研粉冲服，每次1～2g（冲）。不宜与川乌、草乌、（制草乌［十版］、制川乌［十版］）、附子同用，**脾胃虚寒及有痰湿者不宜用**［八版］
浙贝母	苦，寒；肺、心	清热化痰止咳解毒散结消痈	风热咳嗽，痰热郁肺之咳嗽；瘰疬，瘿瘤，疮毒，肺痈，乳痈，甲状腺瘤［五版］	5～10g（煎）。不宜与川乌、草乌（制草乌［十版］、制川乌［十版］）、附子同用，**脾胃虚寒及有痰湿者不宜用**［八版］

续表

中药	性味归经	功效	应用	使用
瓜蒌	甘、微苦、寒；肺、胃、大肠	清热涤痰 宽胸散结 润燥滑肠	肺热咳嗽，痰浊黄稠，燥热伤肺；胸痹心痛，痰热结胸，胸膈痞满；肺痈，肠痈，乳痈；大便秘结	9～15g（煎）；瓜蒌皮重在清热化痰，宽胸理气，瓜蒌仁重在润燥化痰，润肠通便。不宜与川乌、草乌（制川乌［十版］、制草乌［十版］）、附子同用
竹茹	甘、微寒；肺、胃、心、胆	清热化痰 除烦 止呕 凉血止血	痰热咳嗽，胆火夹痰，惊悸不宁，心烦失眠；中风痰迷，舌强不语；胃热呕逆，妊娠恶阻，胎动不安；血热吐血、衄血、尿血、崩漏	5～10g（煎）；生用偏于清化痰热，姜汁炙用偏于和胃止呕
竹沥	甘、寒；心、肺、肝	清热豁痰 定惊利窍	痰热咳喘，痰稠难咯；中风痰迷，惊痫癫狂	30～50mL（冲）。寒痰及脾虚便溏者忌用
天竺黄	甘、寒；心、肝（胆［五版］）	清热豁痰 清心定惊	热病神昏谵语，中风痰迷，小儿痰热惊痫、抽搐、夜啼	3～9g（煎）
胆南星	苦、微辛、凉；肺、肝、脾	清热化痰 息风定惊	痰热咳嗽、咳痰黄稠、中风痰迷、癫狂惊痫	3～6g（煎）

续表

中药	性味归经	功效	应用	使用
前胡	苦、辛、微寒；肺	降气化痰 散风清热	痰热咳喘，咯痰黄稠；风热咳嗽痰多	3～10g（煎）
桔梗	苦、辛、平；肺	宣肺 祛痰 利咽 排脓 通二便	咳嗽痰多，**咯痰不爽[十版]**，胸闷不畅；咽痛音哑；肺痈吐脓，**痰黄腥臭[五版]**；癃闭，便秘	3～10g（煎）。性升散，凡气机上逆，呕吐、呛咳、眩晕、阴虚火旺咳血等不宜使用；用量过大易导致恶心呕吐；**十二指肠溃疡者慎用[七版]**
胖大海	甘，寒；肺、大肠	清热润肺 利咽开音 润肠通便	肺热声哑，干咳无痰，咽喉干痛；热结便秘，头痛目赤	2～3枚（泡，煎），沸水泡服或煎服
海藻	苦、咸，寒；肝、胃、肾	消痰软坚 散结 利水消肿	瘿瘤，瘰疬，睾丸肿痛；痰饮水肿，**脚气浮肿[五版]**	6～12g（煎）。不宜与甘草同用
昆布	苦、咸，寒；肝、胃、肾	消痰软坚 散结 利水消肿	瘿瘤，瘰疬，睾丸肿痛；痰饮水肿	6～12g（煎）

续表

中药	性味归经	功效	应用	使用
黄药子	苦，寒；有毒；肺、肝、心[十版]	化痰软坚散结消瘿清热凉血解毒	瘿瘤；疮疡肿毒，咽喉肿痛，毒蛇咬伤；吐血，衄血，咯血；咳嗽，气喘，百日咳	5～15g(煎)；1～2g(末)；鲜品外用适量，捣敷，或研末调敷，或磨汁涂。有毒，多服、久服可引起吐泻腹痛等消化道反应，并对肝肾有损害，不宜过量服，脾胃虚弱及肝肾功能损害者慎用
海蛤壳	苦、咸，寒；肺、肾、胃	清热化痰软坚散结制酸止痛利尿外用收湿敛疮	痰热咳喘，痰火咳嗽，胸胁疼痛，痰中带血；瘰疬，瘿瘤，痰核；胃痛吞酸；湿疹，烧烫伤；水气浮肿，小便不利	6～15g(煎，先入)；海蛤粉宜包煎；外用适量，研极细粉撒布或油调后敷患处
海浮石	咸，寒；肺、肾	清肺化痰软坚散结利尿通淋	痰热咳喘，老痰胶结；瘰疬，瘿瘤；血淋，石淋	10～15g(煎，先入)，打碎先煎
礞石	甘、咸，平；肺、心、肝	坠痰下气平肝镇惊	顽痰胶结，咳逆喘急，大便秘结；癫痫发狂，烦躁胸闷，惊风抽搐	3～6g(丸、散)；10～15g(煎，包，先入)，布包先煎。重坠性猛，非痰热内结不化之实证不宜用；脾胃虚弱，小儿慢惊忌用；孕妇慎用(孕妇忌用[七版])

三、药印象

1. 川贝母：味甘质润，润肺止咳，为清润之品。

2. 浙贝母：似川贝母而偏苦泄，长于清热化痰，清泄肺气，风热、痰火咳嗽多用。

3. 瓜蒌：甘寒质润，善于清肺热、润肺燥而化热痰、燥痰。

4. 竹茹：清热降逆止呕，为治热性呕逆之要药。

5. 竹沥：祛痰力强，以痰稠难咯、顽痰胶结最宜；入心肝经，善涤痰泄热开窍定惊。

6. 天竺黄：性缓，清化热痰，清心定惊与竹沥相似，但清心定惊之力较好，且无寒滑之弊，为清心定惊之良药，多用于小儿痰热惊风。

7. 胆南星：为天南星的加工品，用于中风、惊风、癫痫见热象者或痰热咳嗽。

8. 前胡：性寒清热，善治痰热壅肺、肺失宣降之咳喘胸满；性辛微寒，疏散风热，宣发肺气，化痰止咳，善治外感风热之咳喘痰多。

9. 桔梗：辛散苦泄，开宣肺气，祛痰利气，为治肺经气分病之要药；配伍杏仁宣降肺气。

10. 胖大海：甘寒质轻能清宣肺气，化痰利咽而开音，可用于治疗肺热肺气不宣所致的声音嘶哑。

11. 海藻：虽有利水消肿之功，但单用力薄，多与利水渗湿药同用。

12. 昆布：功似海藻，但药力强于海藻，常与其相须为用。

13. 黄药子：能化痰软坚，散结消瘿，为治痰热火结所致瘿瘤之要药。

14. 海蛤壳：能清肺热而化痰浊，用治痰热咳喘，痰稠色黄。

15. 海浮石：本品清化痰热，以老痰胶结成块为其所长。

16. 礞石：能消痰积，又能平肝镇惊，为治惊痫之良药。

第三节　止咳平喘药

一、功效速记

中药	记忆	功效对照	注释
苦杏仁	行人常讲咳喘选妃	润肠通便 降气止咳平喘 宣发肺气	行人：苦杏仁
紫苏子	苏子讲坛常咳喘	降气化痰 润肠通便 止咳平喘	苏子：紫苏子
百部	百步灭虫虱，润肺下棋可	杀虫灭虱 润肺下气 止咳	百步：百部 灭虫虱：杀虫灭虱
紫菀	谈客自愿飞下	化痰止咳 润肺下气	自愿：紫菀

续表

中药	记忆	功效对照	注释
款冬花	可叹，款款非下	止咳化痰 润肺下气	款款：款冬花
马兜铃	长治可传令清将旗	清肠消痔 止咳平喘 清肺降气	长治：山西省地级市 令：马兜铃 清将：清代将领
枇杷叶	枇杷轻咳你直呕	清肺止咳 降逆止呕	枇杷：枇杷叶 / 人名
桑白皮	水桑白泻肺喘，干酱鸭血	利水消肿 泻肺平喘 清肝降压止血	桑白：桑白皮
葶苈子	行销葶苈谢飞平	行水消肿 泻肺平喘	葶苈：葶苈子 飞平：人名
白果	羞涩带锁拜过连飞船	收涩止带缩尿 敛肺定喘	拜过：白果 羞涩：收涩
洋金花	解痉痛，金华传治咳最痛	解痉定痛 平喘止咳 麻醉 镇痛	金华：洋金花 / 浙江省地级市

二、考点速览

中药	性味归经	功效	应用	使用
苦杏仁	苦，微温；有小毒；肺、大肠	降气止咳平喘 润肠通便 宣发肺气	风寒咳喘，风寒咳嗽，燥热咳嗽，肺热咳嗽，胸满痰多；肠燥便秘；湿温初起及暑湿夹湿之湿重于热	5～10g（煎，后下），生品入煎剂宜后下。内服不宜过量，以免中毒；大便溏泄者慎用；婴儿慎用
紫苏子	辛，温；肺、大肠	降气化痰 止咳平喘 润肠通便	痰壅气逆，咳嗽气喘；肠燥便秘	3～10g（煎）。脾虚便溏者慎用；**阴虚喘咳慎用[七版]**
百部	甘、苦，微温；肺	润肺下气止咳 杀虫灭虱	新久咳嗽，百日咳，肺痨咳嗽，顿咳；头虱、体虱、疥癣、蛲虫病，阴痒	3～9g（煎）；外用适量，水煎或酒浸。久咳宜蜜炙用，杀虫灭虱宜生用
紫菀	辛、苦，温；肺	润肺下气 化痰止咳	痰多喘咳，新久咳嗽，劳嗽咳血	5～10g（煎）；外感暴咳宜生用，肺虚久咳宜蜜炙用
款冬花	辛、微苦，温；肺	润肺下气 止咳化痰	新久咳嗽，喘咳痰多，劳嗽咳血	5～10g（煎）；外感暴咳宜生用，肺虚久咳宜蜜炙用

续表

中药	性味归经	功效	应用	使用
马兜铃	苦，微寒；肺、大肠	清肺降气止咳平喘清肠消痔	肺热咳喘，痰中带血；肠热痔血，痔疮肿痛	3～9g（煎）；外用适量，煎汤熏洗；肺虚久咳蜜炙用，余生用。含有有毒物质马兜铃酸，可引起肾脏损害等不良反应。用量不宜过大，以免引起呕吐；儿童及老年人慎用；孕妇、婴幼儿及肾功能不全者禁用
枇杷叶	苦，微寒；肺、胃	清肺止咳降逆止呕	肺热咳嗽，气逆喘急；胃热呕逆，哕逆烦热口渴	6～10g（煎）。止咳宜蜜炙用，止呕宜生用
桑白皮	甘，寒；肺	泻肺平喘利水消肿清肝降压止血	肺热咳喘；水肿，胀满尿少，面目肌肤浮肿［十版］；肝阳及肝火偏旺之高血压；衄血、咯血	6～12g（煎）。泻肺利水，平肝清火宜生用；肺虚咳喘宜蜜炙用
葶苈子	辛、苦，大寒；肺、膀胱	泻肺平喘行水消肿	痰涎壅盛，喘咳痰多，胸胁胀满，喘息不得平卧；水肿，悬饮，胸腹积水，小便不利	3～10g（煎，包）

续表

中药	性味归经	功效	应用	使用
白果	甘、苦、涩，平；有毒；肺、肾	<u>敛肺定喘</u><u>收涩</u><u>止带</u><u>缩尿</u>	哮喘痰嗽，外感风寒而内有郁热之喘咳痰黄，肺热燥咳；带下白浊，遗尿尿频	5～10g（煎）。<u>生食有毒，不可多用，小儿尤当注意</u>
洋金花	辛，温；<u>有毒</u>；肺、肝	<u>平喘止咳</u><u>解痉定痛</u><u>麻醉镇痛</u>	哮喘咳嗽；脘腹冷痛，风湿痹痛，外科麻醉；小儿慢惊风，癫痫抽搐	<u>0.3～0.6g（丸、散）</u>；外用适量。孕妇、外感及痰热咳喘、青光眼、高血压、心动过速者禁用

三、药印象

1.**苦杏仁**：既能肃降肺气，又能宣发肺气；为治咳喘要药。

2.**紫苏子**：性主降，长于降肺气，化痰涎，适用于痰壅气逆之咳喘痰多，胸膈满闷，及上盛下虚之久咳虚喘。

3.**百部**：甘润苦降，微温不燥，功专润肺止咳，治疗咳嗽，无论新久、寒热，均可应用。

4.**紫菀**：温润不燥，长于润肺下气，开泄肺郁，化痰止咳，不论外感内伤，寒热虚实均可配伍应用。

5.**款冬花**：善止咳。辛温而润，治咳喘无论寒热虚实皆可配伍应用。

6. 马兜铃：味苦泄降，性寒清热，善降肺气、清痰火而止咳平喘。

7. 枇杷叶：性寒能清，具有清降肺气之功，清胃热，降胃气而有止呕之功。

8. 桑白皮：性甘寒，清泻肺火，兼泻肺中水气而平喘咳。

9. 葶苈子：功专泻肺中水饮及痰火而平喘咳，适用于痰涎壅盛，肺气闭塞，咳喘胸闷而不得卧者。

10. 白果：既能敛肺，又能化痰定喘，为治哮喘痰嗽之常用药。

11. 洋金花：性辛温，平喘止咳力强，尤宜于寒性哮喘。

第十五章　安神药

第一节　重镇安神药

一、功效速记

中药	记忆	功效对照	注释
朱砂	朱砂心境都神明	清心镇惊 解毒 安神 明目	朱砂：人名
磁石	此时镇安拿聪明评肝阳，肝肾阴请心赶火	镇惊安神 纳气平喘 聪耳明目 平肝潜阳 益肝肾阴 清心肝火	此时：磁石 镇安：人名
龙骨	屏前镇安熟练固灯笼	平肝潜阳 镇惊安神 收敛固涩	镇安：陕西省商洛市辖县 熟练：收敛→收敛固涩 灯笼：龙骨
琥珀	临湖学余静安神	利尿通淋 活血散瘀 镇惊安神	湖：琥珀 余静：人名

二、考点速览

中药	性味归经	功效	应用	使用
朱砂	甘，微寒；有毒；心	清心镇惊安神明目解毒	心神不宁 [十版]，心悸易惊，失眠多梦；癫痫发狂，小儿惊风；视物昏花，口疮，咽喉肿痛，喉痹，疮疡肿毒，瘰疬 [五版]	0.1 ～ 0.5g（丸、散）；不宜入煎剂；外用适量。有毒，孕妇及肝功能不全者禁用；不宜大量服用，也不宜少量久服；只宜生用，忌火锻，宜水飞入药 [十版]
磁石	辛 [五版]，咸，寒；肝、心、肾	镇惊安神平肝潜阳聪耳明目纳气平喘益肝肾阴清心肝火	心神不宁，惊悸，失眠，癫痫 [八版]；肝阳上亢，头晕目眩；视物昏花，耳鸣耳聋；肾虚气喘	9 ～ 30g（煎，先入），宜打碎先煎；每次 1 ～ 3g（丸、散）。平肝潜阳宜生用，聪耳明目、纳气平喘宜醋淬后用 [十版]。吞服不易消化，入丸散不可多服，脾胃虚弱者慎用

续表

中药	性味归经	功效	应用	使用
龙骨	甘、涩，平；心、肝、肾	镇惊安神 平肝潜阳 收敛固涩	心神不宁，心悸失眠，惊痫癫狂；肝阳上亢，头晕目眩；正虚滑脱诸证，湿疮痒疹，疮疡久溃不敛。遗精、带下、虚汗、崩漏等证［五版］	15～30g（煎，先入）；外用适量。镇惊安神、平肝潜阳多生用，收敛固涩宜火煅。湿热积滞者不宜使用
琥珀	甘，平；心、肝、膀胱	镇惊安神 活血散瘀 利尿通淋	心神不宁，心悸失眠，小儿惊风，癫痫；经闭痛经，心腹刺痛，癥瘕积聚；淋证，癃闭，小便不利［五版］	每次1.5～3g（冲、丸、散），研末冲服，或入丸散服，不入煎剂；外用适量，忌火煅［八版］

三、药印象

1. 朱砂：性微寒，质重，能清心经实火，又能镇惊安神，为清心、镇惊安神之要药；入药忌火煅，易中毒。

2. 磁石：入肝、肾经，既能清心肝之火，又能益肾阴，常用于肾虚肝旺、肝火扰心所致的惊悸、失眠。

3. 龙骨：质重沉降，主入心、肝经，治疗心神不宁，心悸失眠，健忘多梦等证，为重镇安神的常用药。

4. 琥珀：治疗心神不宁，心悸失眠等症，虚实均可应用；入心、肝血分，能活血消癥，治疗血滞经闭痛经。

第二节 养心安神药

一、功效速记

中药	记忆	功效对照	注释
酸枣仁	早人心安，今汉心甘	宁心安神 生津 敛汗 养心补肝	早人：酸枣仁/起早的人
柏子仁	子人心安常治汗，子吟养血	养心安神 润肠通便 止汗 滋阴养血	子人：柏子仁/有儿子的人
灵芝	神奇灵芝疗喘咳温肺痰	补气安神 止咳平喘 温肺化痰	神奇：气神→补气安神
首乌藤	去了书屋养神	祛风通络 养血安神	书屋：首乌藤
合欢皮	预审伙小众换皮	解郁安神 活血消肿	换皮：合欢皮
远志	谈笑中远志益智通心肾	祛痰开窍 消肿散痈 安神益智 交通心肾	谈笑中：痰窍肿

二、考点速览

中药	性味归经	功效	应用	使用
酸枣仁	甘、酸，平；肝、胆、心	养心补肝 宁心安神 敛汗 生津	虚烦不眠，惊悸多梦；体虚自汗、盗汗；津伤口渴	10～15g（煎）
柏子仁	甘、平；心、肾、大肠	养心安神 润肠通便 止汗 滋阴 养血	阴血不足，虚烦失眠，头晕健忘，心悸怔忡；肠燥便秘；阴虚盗汗；"平补润燥之品"	3～10g（煎）。便溏及多痰者慎用
灵芝	甘、平；心、肺、肝、肾	补气安神 止咳平喘 温肺化痰	心神不宁，失眠心悸；肺虚咳喘；虚劳短气，不思饮食	6～12g（煎）
首乌藤	甘、平；心、肝	养血安神 祛风通络	心神不宁，失眠多梦；血虚身痛，风湿痹痛；皮肤瘙痒	9～15g（煎）；外用适量，煎水洗患处
合欢皮	甘、平；心、肝、肺	解郁安神 活血消肿	心神不安，忧郁失眠，烦躁失眠；肺痈，疮肿肿毒；跌仆伤痛，血瘀肿痛	6～12g（煎）；外用研末调敷。孕妇慎用
远志	苦、辛、温；心、肾、肺	安神益智 交通心肾 祛痰开窍 消肿 散痈	心肾不交引起的失眠多梦、健忘惊悸、神志恍惚、**癫痫惊狂〔十版〕**；咳痰不爽；疮疡肿毒，乳房肿痛，**喉痹〔七版〕**	3～10g（煎）。有胃溃疡及胃炎者慎用 **化痰止咳宜炙用〔七版〕**

三、药印象

1.酸枣仁：味甘，入心、肝经，既养心阴，又益肝血，为养心安神要药。

2.柏子仁：既入心经，又入肾经，尤宜于心阴不足及心肾不交的心悸、失眠等。

3.灵芝：甘、平，能补心血、益心气、安心神，主治气血不足、心神失养之失眠健忘。

4.首乌藤：味甘，能补养阴血，宜于阴虚血少之失眠。

5.合欢皮：功善舒肝解郁，悦心安神，能使五脏安和，心志欢悦，为悦心安神要药。

6.远志：性善宣泄通达，既能开心气，又能通肾气，为交通心肾，安定神志，益智强识之佳品。

第十六章　平肝息风药

第一节　平抑肝阳药

一、功效速记

中药	记忆	功效对照	注释
石决明	清明视觉赶千羊，子吟练血制酸痛	清**肝**明**目** **平肝**潜阳 滋养肝阴 收敛止血 制酸止痛	视觉：石决明
珍珠母	名医瞩目安神定平阳，找石手链	明**目**退**翳** 安神定**惊** **平肝**潜阳 燥湿收敛	瞩目：珍珠母 平阳：地名
牡蛎	牡蛎受雇，嫌酸痛终身牵引	收**敛**固**涩** 软坚散结 **制**酸**止**痛 重**镇安神** 潜阳补**阴**	牡蛎：人名 嫌：咸→软坚散结

中药	记忆	功效对照	注释
代赭石	带着珍妮两评羊	**重**镇**降**逆 凉**血止血** **平肝潜阳**	带着：代赭石 珍妮：人名
刺蒺藜	评语激励获取名扬	**平肝解**郁 **活血**祛风 **明目** **止痒**	激励：刺蒺藜
罗布麻叶	落热水，布平安	**清热利水** **平肝安神** **利尿**	落，布：罗布麻叶

二、考点速览

中药	性味归经	功效	应用	使用
石决明	咸，寒；肝	平肝潜阳 清肝明目 滋养肝阴 收敛止血 制酸止痛	肝阳上亢，头痛眩晕；目赤翳障，视物昏花，青盲雀目；疮疡久溃不敛；胃痛泛酸；外伤出血	6～20g（煎，先入），宜打碎先煎；平肝、清肝宜生用，外用点眼宜煅用、水飞。脾胃虚寒，食少便溏者慎用

续表

中药	性味归经	功效	应用	使用
珍珠母	咸，寒；肝、心	平肝潜阳安神定惊明目退翳燥湿收敛	肝阳上亢，头痛眩晕；心神不宁［十版］，惊悸失眠；目赤翳障，视物昏花；湿疮瘙痒，溃疡久不收口、口疮、胃、十二指球部溃疡，白内障、角膜炎及结膜炎	10～25g（煎，先入），宜打碎先煎。脾胃虚寒及孕妇慎用
牡蛎	咸，微寒；肝、胆、肾	潜阳补阴重镇安神软坚散结收敛固涩制酸止痛	肝阳上亢，眩晕耳鸣；心神不宁［十版］，惊悸失眠；瘰疬痰核、癥瘕痞块；自汗盗汗，遗精滑精，崩漏带下；胃痛吞酸	9～30g，宜打碎先煎；收敛固涩、制酸止痛宜煅用；潜阳补阴、重镇安神、软坚散结宜生用
代赭石	苦，寒；肝、心、肺、胃	平肝潜阳重镇降逆凉血止血	肝阳上亢，眩晕耳鸣；呕吐，噫气，呃逆；气逆喘息；血热吐衄，崩漏下血	9～30g，宜打碎先煎；平肝、降逆宜生用，止血宜煅用。含微量砷，不宜长期服用；孕妇慎用。脾胃虚寒，食少便溏者慎用［十版］

中药	性味归经	功效	应用	使用
刺蒺藜	辛、苦，微温，有小毒；肝	平肝解郁 活血祛风 明目 止痒	肝阳上亢，头痛眩晕；肝郁气滞，胸胁胀痛，乳闭胀痛；风热上攻，目赤翳障；风疹瘙痒，白癜风，目赤多泪[五版]	6～10g（煎）。孕妇慎用
罗布麻叶	甘、苦，凉；有小毒[八版]；肝（淡、涩，微寒[五版]）	平肝安神 清热利水 利尿	肝阳眩晕，心悸失眠；浮肿尿少；肝阳上亢或肝热型的高血压[五版]	6～12g（煎）

三、药印象

1.石决明：专入肝经，长于潜降肝阳，清泻肝热，兼益肝阴，为平肝、凉肝之要药，善治肝肾阴虚，阴不制阳而致肝阳亢盛之头痛眩晕；长于清肝火、益肝阴，有明目退翳之功，为治目疾常用药。

2.珍珠母：主入肝经，有与石决明相似的平肝潜阳、清肝泻火作用。

3.牡蛎：平肝潜阳，并能益阴，多用于水不涵木而致阴虚阳亢证；既能收敛固涩而止汗，又能益阴，治阴虚盗汗可标本兼顾。

4.代赭石：质重性降，为重镇降逆之要药；长于镇潜肝阳，清降肝火，为重镇潜阳常用之品。

5.刺蒺藜：能疏散肝经风热而明目退翳，为祛风明目之要药。

6.罗布麻叶：既平抑肝阳，又清泻肝热。

第二节 息风止痉药

一、功效速记

中药	记忆	功效对照	注释
羚羊角	羚羊清明都屏峰	清肝明目 清热解毒 平肝息风	羚羊：羚羊角
牛黄	两疯牛都悄悄谈心	凉肝息风 清热解毒 开窍醒神 清心豁痰 散血	牛：牛黄 谈心：清心豁痰
珍珠	安定皮肤色斑，名医珍珠都生肌	安神定惊 润肤祛斑 明目消翳 解毒生肌	皮肤色斑：润肤祛斑
钩藤	钩藤请热写西风定	清热透邪平肝 息风定惊	钩藤：人名
天麻	天平一干息风止，祛风络	平抑肝阳 息风止痉 祛风通络	天平：天麻

续表

中药	记忆	功效对照	注释
地龙	地龙热井利尿，略喘风瘴	清热定惊 利尿 通络 平喘 息风止痉	地龙：人名
蚣蚰 全蝎	公谢西峰镇通只通公三街	息风镇痉 通络止痛 攻毒散结	公谢：蚣蚰、全蝎
僵蚕	西峰只讲蚕，去峰只谈解散风热痒	息风止痉 祛风止痛 化痰散结 散风热止痒	讲蚕：僵蚕 解散：散结

二、考点速览

中药	性味归经	功效	应用	使用
羚羊角	咸，寒； 肝、心	平肝息风 清肝明目 清热解毒	肝风内动，惊痫抽搐，妊娠子痫，高热痉厥，癫痫发狂；肝阳上亢，头痛眩晕；肝火上炎，目赤翳障，温热病壮热神昏，温毒发斑；痈肿疮毒；肺热咳喘，风湿痹痛，百日咳 [七版]	1～3g（煎），宜另煎 2 小时以上；磨汁或研粉服，每次 0.3～0.6g。性寒，脾虚慢惊者忌用

中药	性味归经	功效	应用	使用
牛黄	苦，凉；心、肝	凉肝息风 清心豁痰 开窍醒神 清热解毒 散血	热病神昏，中风痰迷；**温热病及小儿急惊风[十版]**；惊痫抽搐，癫痫发狂；咽喉肿痛，口舌生疮，痈肿疔疮，**牙痛[七版]**	0.15～0.35g（丸、散）；外用适量，研末敷患处。非实热证不宜用；孕妇慎用
珍珠	甘、咸，寒；心、肝	安神定惊 明目消翳 解毒生肌 润肤祛斑	惊悸失眠；惊风癫痫；目赤翳障，视物不清；口舌生疮，咽喉溃烂；疮疡不敛；皮肤色斑	0.1～0.3g（丸、散）；外用适量
钩藤	甘，凉；肝、心包	息风定惊 清热透邪 平肝	肝风内动，惊痫抽搐，**高热惊厥**；头痛眩晕，感冒夹惊，小儿惊啼，**高血压[五版]**	3～12g（煎，后下）
天麻	甘，平；肝	息风止痉 平抑肝阳 祛风通络	小儿惊风，癫痫抽搐，破伤风；**肝阳上亢头痛眩晕**；手足不遂，肢体麻木，风湿痹痛	3～10g（煎）
地龙	咸，寒；肝、脾、膀胱	清热定惊 通络 平喘 利尿 息风止痉	高热神昏，惊痫抽搐，癫狂；关节痹痛，肢体麻木，半身不遂；肺热喘咳；水肿尿少；肝阳上亢型高血压；**湿热水肿，小便不利或尿闭不通[十版]**；急性痄腮炎，慢性下肢溃疡，烫伤[五版]	5～10g（煎）

续表

中药	性味归经	功效	应用	使用
全蝎	辛，平；有毒；肝	息风镇痉 通络止痛 攻毒散结	肝风内动，痉挛抽搐，小儿惊风，中风口歪，半身不遂，破伤风；风湿顽痹，偏正头痛；疮疡，瘰疬	3～6g（煎）；外用适量。有毒，用量不宜过大；孕妇禁用；血虚生风者慎用〔五版〕
蜈蚣	辛，温；有毒；肝	息风镇痉 通络止痛 攻毒散结	肝风内动，痉挛抽搐，小儿惊风，中风口歪，半身不遂，破伤风；风湿顽痹，顽固性偏正头痛；疮疡，瘰疬，蛇虫咬伤	3～5g（煎）；外用适量。有毒，用量不宜大；孕妇禁用
僵蚕	咸、辛，平；肝、肺、胃	息风止痉 祛风止痛 化痰散结 散风热 止痒	肝风夹痰，惊痫抽搐，小儿急惊，破伤风；中风口眼㖞斜；风热头痛，目赤咽痛，风疹瘙痒；瘰疬痰核，发颐痄腮	5～10g（煎）；疏散风热宜生用，余制用

三、药印象

1.羚羊角：性寒，主入肝经，长于清肝热，息肝风，止痉搐，为治肝风内动，惊痫抽搐之要药。

2.牛黄：入心经，清心豁痰开窍而苏醒神志，用于热入心包及痰热阻闭心窍之证；为清热解毒之良药，用治火热内盛之咽喉肿痛、牙龈肿痛、口舌生疮、目赤肿痛。

3. 珍珠：相比珍珠母长于镇惊安神，多用于惊悸失眠、惊风、癫痫等证。

4. 钩藤：长于清心包之火，泻肝经之热，有息风止痉作用，为治肝风内动，惊痫抽搐之常用药，尤宜热极生风，四肢抽搐及小儿高热惊厥等。

5. 天麻：药性平和，用治各种肝风内动，惊厥抽搐，无论寒热虚实，皆可使用；既息肝风，又平肝阳，善治多种原因之眩晕、头痛，为治眩晕、头痛之要药；既散外风，又息内风，可治破伤风。

6. 地龙：性寒，既能息风止痉，又擅清热定惊，故适用于热极生风所致的神昏谵语、痉挛抽搐及小儿惊风、癫狂等症。

7. 全蝎：性平，息风镇痉、攻毒散结之力不及蜈蚣；性善走窜，既平息肝风，又搜风通络，有良好的息风止痉之功，为治痉挛抽搐之要药。

8. 蜈蚣：力猛性燥，善走窜通达，息风止痉，攻毒散结之功强于全蝎，兼治蛇虫咬伤。

9. 僵蚕：既能息风止痉，又能化痰定惊，能够治疗惊痫抽搐，尤宜惊风、癫痫夹痰热者；既散外风，又息内风，可用于破伤风。

第十七章　开窍药

一、功效速记

中药	记忆	功效对照	注释
麝香	瞧射向肿痛，活血通辽征产	开窍醒神 消肿止痛 活血通经 疗伤消癥 催产	瞧：窍→开窍 / 开窍醒神 射向：麝香
冰片	冰片敲醒热童，写火毒种腐肌	开窍醒神 清热止痛 泻火解毒 消肿防腐生肌	冰片：人名
苏合香	苏合慧童瞧醒浊郁	辟秽 止痛 开窍醒神 化浊开郁	
石菖蒲	行医时常巧谈划开胃，耳目齐张	醒神益智 开窍豁痰 化湿开胃 聪耳明目 行气消胀	时常：石菖蒲

二、考点速览

中药	性味归经	功效	应用	使用
麝香	辛，温；心、脾	开窍醒神 活血通经 消肿止痛 疗伤消癥 催产	热病神昏，中风痰厥，气郁暴厥，中恶昏迷；血瘀经闭，癥瘕，胸痹心痛，心腹暴痛，跌仆伤痛，痹痛麻木，难产死胎；痈肿瘰疬，咽喉肿痛，风湿痹痛［七版］	0.03～0.1g（丸、散），多入丸散用；外用适量。孕妇禁用
冰片	辛，苦，微寒；心、脾、肺	开窍醒神 清热止痛 泻火解毒 消肿防腐 生肌	热病神昏、痉厥，中风痰厥，气郁暴厥，中恶昏迷；胸痹心痛；目赤肿痛，口舌生疮，咽喉肿痛，耳道流脓；疮疡肿痛，久溃不敛；烧烫伤	0.15～0.3g（丸、散），不宜入煎剂；外用研粉点敷患处。孕妇慎用
苏合香	辛，温；心、脾	开窍醒神 辟秽 止痛 化浊开郁	中风痰厥，猝然昏倒，惊痫；胸痹心痛，胸腹冷痛	0.3～1g（丸、散）
石菖蒲	辛，苦，温；心、胃	开窍豁痰 醒神益智 化湿开胃 聪耳明目 行气消胀	痰蒙清窍，神昏癫痫；健忘失眠，耳鸣耳聋；湿阻中焦［十版］，脘痞不饥，噤口下痢；风寒湿痹，跌打损伤或痈疽疥癣［五版］	3～10g（煎）；鲜品加倍；外用适量

三、药印象

1. 麝香：性烈走窜，开窍通闭之功极强，为醒神回苏之要药，闭证神昏，无论寒闭、热闭皆可用之，尤宜于寒闭神昏；开心脉，祛瘀滞，为治心腹暴痛之佳品；善活血祛瘀、消肿止痛，为伤科之要药。

2. 冰片：味辛气香，能开窍醒神，常与麝香相须为用；性偏寒凉，为凉开之品，主治热病神昏；功善清热解毒，为五官科常用药，治疗疮疡久溃不敛，水火烫伤常用品。

3. 苏合香：性温，作用与麝香相似而力稍逊，但长于温通、辟秽，为治疗突然昏倒、口噤不开、面青身冷、苔白、脉迟有力之寒闭神昏的要药；治疗痰浊、血瘀或寒凝气滞所致的胸腹满闷冷痛。

4. 石菖蒲：辛开、苦燥、温通，擅长治痰湿秽浊之邪蒙蔽清窍所致的神志昏乱；治疗噤口痢，虚实皆可选用。

第十八章　补虚药

第一节　补气药

一、功效速记

中药	记忆	功效对照	注释
人参	人身脉脱补元气，今学脾肺安神志	复脉固脱 大补元气 生津养血 补脾益肺 安神益智	人身：人参
西洋参	洋参补气养轻生肠	补气养阴 清热生津 清肠止血	洋参：西洋参
党参	皮衣当身养生紧政协	健脾益肺 养血生津 扶正祛邪	当身：党参
太子参	太子体健今润肺	益气健脾 生津润肺	太子：太子参

续表

中药	记忆	功效对照	注释
黄芪	彪汉慌骑中下水，行毕，今学农都练肌	固表止汗 补气升阳 利水消肿 行滞通痹 生津养血 托毒排脓 敛疮生肌	慌骑：黄芪 中下：中气下陷→补气升阳 农都：脓毒→托毒排脓
白术	早早利水，建一起白住汉台	燥湿利水 健脾益气 止汗 安胎	白住：白术 汉台：陕西省汉中市辖区
山药	山药今益肺，肾精补脾胃精带	生津益肺 补肾涩精 补脾养胃 固精止带	—
白扁豆	白扁中暑健脾湿	和中消暑 健脾化湿 解毒	白扁：白扁豆/人名
甘草	甘草痰咳都披衣，缓急和诸药	祛痰止咳 清热解毒 补脾益气 缓急止痛 调和诸药	甘草：人名

中药	记忆	功效对照	注释
大枣	中医大早养神	补中益气养血安神缓和药性	大早：大枣
刺五加	刺加益脾补肾安，痰喘健筋骨	益气健脾补肾安神祛痰平喘强健筋骨	刺加：刺五加
绞股蓝	绞股体健都谈课紧	益气健脾清热解毒化痰止咳生津止渴	绞股：绞股蓝/人名
红景天	景天弃活卖串串鱼	益气活血通脉平喘化瘀	景天：红景天/人名
沙棘	霍雨小食，可谈引进杀鸡	活血散瘀健脾消食止咳祛痰化阴生津	霍雨：人名 杀鸡：沙棘

二、考点速览

中药	性味归经	功效	应用	使用
人参	甘、微苦、微温；肺、脾、心、肾	大补元气复脉固脱补脾益肺生津养血安神益智	体虚欲脱，肢冷脉微；脾虚食少，肺虚喘咳，阳痿宫冷；热病气虚津伤口渴及消渴证；气血亏虚，久病虚羸；心气不足，惊悸失眠；气虚外感或里实热结而邪实正虚之证	3～9g（煎），挽救虚脱15～30g，宜文火另煎兑服；每次2g，1日2次（吞），研粉吞服；不宜与藜芦、五灵脂同用，服人参不宜喝茶和吃萝卜，以免影响药力［五版］
西洋参	甘、微苦、微凉；心、肺、肾	补气养阴清热生津清肠止血	气阴两脱证；气虚阴亏，虚热烦倦，咳喘痰血；心之气阴两虚的心悸心痛，失眠多梦；脾之气阴两虚，纳呆食滞，口渴思饮；热病气虚津伤口渴及消渴	3～6g（煎），另煎兑服；每次0.5～1g（丸、散）。不宜与藜芦同用。胃有寒湿者不宜服用［十版］。忌铁锅火炒［五版］
党参	甘、平；脾、肺	健脾益肺养血生津扶正祛邪补血	脾肺气虚，食少倦怠，咳嗽虚喘；气血不足，面色萎黄，心悸气短；气津两伤，气短口渴，内热消渴	9～30g（煎）；不宜与藜芦同用

中药	性味归经	功效	应用	使用
太子参	甘、微苦，平；脾、肺	益气健脾生津润肺	脾肺气阴两虚证脾气虚弱、胃阴不足，食少倦怠，口干舌燥；病后虚弱，气阴不足，自汗口渴；肺燥干咳	9～30g（煎）
黄芪	甘、微温；脾、肺	补气升阳固表止汗利水消肿生津养血行滞通痹托毒排脓敛疮生肌	气虚乏力，食少便溏，水肿尿少，中气下陷，久泻脱肛，便血崩漏；肺气虚弱，咳喘气短；表虚自汗；内热消渴；血虚萎黄，气血两虚；气虚血滞，半身不遂，痹痛麻木；气血亏虚，痈疽难溃，久溃不敛	9～30g（煎）；蜜炙可增强补中益气作用，其余多生用[十版]
白术	甘、苦，温；脾、胃	健脾益气燥湿利水止汗安胎	脾虚食少，腹胀泄泻，痰饮眩悸，脾虚水肿，带下；气虚自汗；脾虚胎动不安	6～12g（煎）；炒用可增强补气健脾止泻之功。阴虚内热、津液亏耗者不宜使用。燥湿利水宜生用，补气健脾宜炒用，健脾止泻宜炒焦用[十版]

中药	性味归经	功效	应用	使用
山药	甘，平；脾、肺、肾	补脾养胃生津益肺补肾涩精固精止带	脾虚食少，久泻不止，白带过多；肺虚喘咳；肾虚遗精，带下，尿频；虚热消渴	10～30g（煎）；麸炒可增强健脾止泻作用。湿盛中满或有积滞者不宜使用［十版］。
白扁豆	甘，微温；脾、胃	健脾化湿和中消暑解毒	脾胃虚弱，食欲不振，大便溏泄，白带过多；暑湿吐泻，胸闷腹胀	9～15g（煎）；炒后可使其健脾止泻功效增强。和中消暑宜生用［十版］。
甘草	甘，平；心、肺、脾、胃	补脾益气清热解毒祛痰止咳缓急止痛调和诸药	脾胃虚弱，倦怠乏力；心气不足，气短，心动悸，脉结代；痈肿疮毒，咽喉肿痛；咳嗽痰多；脘腹、四肢挛急疼痛；缓解药物毒性、烈性，药物食物中毒	2～10g（煎）；清热解毒宜生用，补益心脾及润肺宜蜜炙用。有助湿壅气之弊，湿盛胀满、水肿者不宜用；大剂量久服可致水钠潴留，引起浮肿；不宜与海藻、京大戟、红大戟、甘遂、芫花同用
大枣	甘，温；脾、胃、心	补中益气养血安神	脾虚食少，乏力便溏；妇人脏躁，失眠；保护胃气，缓和峻烈、有毒药物毒烈之性，血虚萎黄［五版］	6～15g（煎），湿盛中满或有积滞、痰热者不宜使用［十版］，食积、虫积、龋齿作痛等忌用［五版］

续表

中药	性味归经	功效	应用	使用
刺五加	甘、微苦、温；脾、肺、肾、心	益气健脾 补肾安神 祛痰平喘 强健筋骨	脾肺气虚，体虚乏力，食欲不振；肺肾两虚，久咳虚喘；肾虚腰膝酸痛；心脾不足，失眠多梦，健忘	9～27g（煎）
绞股蓝	甘、苦、寒；脾、肺	益气健脾 化痰止咳 清热解毒 生津止渴	脾胃气虚，体倦乏力，食纳不佳，脾胃气阴两伤，口渴、咽干、心烦；肺虚咳嗽；肿瘤而有热毒之证	10～20g（煎）；亦可泡服
红景天	甘、苦，平；肺、脾、心	益气活血 通脉平喘	气虚血瘀，胸痹心痛，中风偏瘫；脾气虚弱，倦怠乏力；肺虚喘咳，肺阴不足，咳嗽痰黏，或有咯血，**跌打损伤等瘀血证[八版]**	3～6g（煎）
沙棘	甘、酸、涩、温；脾、胃、肺、心	健脾消食 止咳祛痰 活血散瘀 化阴生津	脾虚食少，食积腹痛；咳嗽痰多；瘀血经闭，月经不调，胸痹心痛，跌仆瘀肿	3～10g（煎）

三、药印象

1. 人参：大补元气，复脉固脱，为拯危救脱要药；补气作用强，为补气第一要药；为补脾气之要药。

2. 西洋参：补气之力仅次于人参，性偏苦寒，能清热养阴，宜治气阴两虚，尤宜有热者。

3. 党参：有与人参类似的补益脾肺之气，但药力较弱，对于气虚轻证，可用党参加大用量代替人参。

4. 太子参：作用平和，补气之力较薄弱，为补气药中清补之品，无碍胃之弊，用于体虚不受峻补者及小儿。

5. 黄芪：入脾经，比人参多用，较党参作用强，为补益脾气之要药；能补气利水消肿，为治气虚水肿之要药。

6. 白术：性甘温兼有苦燥之性，为"脾脏补气健脾第一要药"，多用于脾虚有湿。

7. 山药：平补肺脾肾三脏之阴。

8. 白扁豆：除能补脾气，还能化湿消暑，适于夏季脾虚湿盛，感受暑邪的食少腹泻。

9. 甘草：味甘性平，药力和缓，能缓和烈性或减轻毒副作用，有调和百药之功，故有"国老"之称。

10. 大枣：常用于药性较强烈的方剂之中，以减少药物的副作用。

11. 刺五加：既能益气健脾，又可补肾安神。

12. 绞股蓝：益气健脾，兼能生津止渴，适宜于脾胃气阴两伤之证。

13. 红景天：益气活血通脉，适宜于气虚血瘀证。

14. 沙棘：既健脾消食，又化阴生津，适用于脾气虚弱或脾胃气阴两伤之证；具止咳祛痰之功，为藏医、蒙古医治疗咳喘痰多之常用药。

第二节 补阳药

一、功效速记

中药	记忆	功效对照	注释
鹿茸	益壮鹿茸强调托带	益精血 壮肾阳 强筋骨 调冲任 托疮毒 止带下	功效都以三个字表述，各取其第一个字代指其功效
紫河车	紫河温补益气血，那旗不菲	温肾补精 益气养血 补肺气 纳气平喘	紫河：紫河车
淫羊藿	尽因沈阳风湿	强筋骨 补肾阳 祛风湿	因：淫羊藿 沈阳：中国城市
巴戟天	沈阳几天尽风湿	补肾阳 强筋骨 祛风湿	几天：巴戟天

中药	记忆	功效对照	注释
仙茅	仙茅喊市尽沈阳	祛寒湿 强筋骨 补肾阳	仙茅：人名
杜仲	今肚中安胎不干甚	强筋骨 安胎 补肝肾	肚中：杜仲
续断	甬管折伤，还须尽补肝肾，何止痛瘀？	止崩漏 续折伤 强筋骨 补肝肾 活血止痛 化瘀止血 安胎	管：为句子通顺而加，无意义 还须：续断 何止：活（血）、止（血）
肉苁蓉	杨蓉常常精学补肾阳	润肠通便 益精血 补肾阳	杨蓉：锁阳、肉苁蓉／人名
锁阳		润肠通便 益精血 补肾阳	
补骨脂	不顾文痞写瘟神样，拿用校风版京庙	温脾止泻 温肾助阳 纳气平喘 固精缩尿 外用消风祛斑	不顾：补骨脂 京庙：精尿

续表

中药	记忆	功效对照	注释
益智仁	智人暖古所，问些妥	暖**肾固精**缩尿 温**脾**止**泻摄**唾	智人：益智仁
菟丝子	兔子安胎明写益肝肾， 故说用小峰去搬	安胎 明**目** 止**泻** 补**益肝肾** 固**精**缩尿 **外**用消风 祛斑	兔子：菟丝子
沙苑子	仰慕沙苑固尿补肾阳	养肝明**目** 固**精**缩尿 补肾助**阳**	沙苑：沙苑子
蛤蚧	哥姐费神拿住—精本原	补肺益**肾** 纳气定喘 助**阳**益精 固本培元	哥姐：蛤蚧
核桃仁	和人不慎问肥肠	补肾 温肺 润**肠**	和人：核桃仁
冬虫夏草	学谈虫草补肾肺	止血化**痰** 补肾**益**肺	虫草：冬虫夏草

二、考点速览

中药	性味归经	功效	应用	使用
鹿茸	甘、咸,温;肾、肝	壮肾阳益精血强筋骨调冲任托疮毒止带下	肾阳不足,精血亏虚,阳痿遗精,宫冷不孕,羸瘦,神疲,畏寒,眩晕,耳鸣耳聋;肾虚腰脊冷痛,筋骨痿软;冲任虚寒,崩漏带下;阴疽内陷不起,疮疡久溃不敛	1～2g(冲),研末冲服。服用时,宜从小量开始,缓缓增加,不可骤用大量,以免阳升风动,头晕目赤,或伤阴动血;凡热证、**阴虚阳亢[十版]**,胃火盛肺,或肺有痰热[五版]者均当忌服
紫河车	甘、咸,温;肺、肝、肾	温肾补精益气养血补肺气纳气平喘	肾阳不足,精血亏虚,虚劳羸瘦,阳痿遗精,腰膝酸痛,头晕耳鸣,宫冷不孕;肺肾两虚,久咳虚喘,骨蒸劳嗽;气血两虚,产后乳少,面色萎黄,食少气短;**癫痫发作不止[五版]**	2～3g(吞),研末吞服;阴虚火旺者不宜单独应用
淫羊藿	辛、甘,温;肝、肾	补肾阳强筋骨祛风湿	肾阳虚衰,阳痿遗精,筋骨痿软,风寒湿痹,麻木拘挛	6～10g(煎);阴虚火旺不宜服

续表

中药	性味归经	功效	应用	使用
巴戟天	甘、辛，微温；肾、肝	补肾阳强筋骨祛风湿	肾阳不足，阳痿遗精，宫冷不孕，月经不调，少腹冷痛；风湿痹痛，筋骨痿软；腰膝疼痛[五版]	3～10g（煎）。阴虚火旺不宜服或者热者忌用[七版]，只适用于阳虚寒湿证[五版]
仙茅	辛，热；有毒；肾、肝、脾	补肾阳强筋骨祛寒湿	肾阳不足，命门火衰，阳痿早泄，精寒不育，小便频数；心腹、腰膝冷痛，筋骨痿软无力；阳虚冷泻	3～10g（煎）。燥烈有毒，不宜久服；阴虚火旺者忌服
杜仲	甘，温；肝、肾	补肝肾强筋骨安胎	肝肾不足，腰膝酸痛，筋骨无力，头晕目眩；肝肾亏虚，妊娠漏血，胎动不安或滑胎，习惯性堕胎[七版]	6～10g（煎）。炒用比生用效果好；温补之品，阴虚火旺者慎用
续断	苦、辛，微温；肝、肾	补肝肾强筋骨续折伤止崩漏活血止痛化瘀止血安胎	肝肾不足，腰膝酸软，风湿痹痛；跌仆损伤，筋伤骨折；肝肾不足，崩漏经多，胎漏下血，胎动不安，阳痿不举，遗精遗尿[七版]	9～15g（煎）；止崩漏宜炒用[十版]；风湿热痹者忌用[七版]

续表

中药	性味归经	功效	应用	使用
肉苁蓉	甘、咸，温；肾、大肠	补肾阳益精血润肠通便	肾阳不足，精血亏虚，阳痿不孕，腰膝酸软，筋骨无力；肠燥便秘，阳虚便秘	6～10g（煎）；能助阳、滑肠，故阴虚火旺、及大便泄泻者不宜服。肠胃实热、大便秘结者亦不宜服
锁阳	甘，温；肝、肾、大肠	补肾阳益精血润肠通便	肾阳不足，精血亏虚，腰膝痿软，筋骨无力，阳痿滑精；肠燥便秘	5～10g（煎）；阴虚阳亢、脾虚泄泻、实热便秘均忌服
补骨脂	辛、苦，温；肾、脾	温肾助阳纳气平喘温脾止泻固精缩尿外用消风祛斑	肾阳不足，阳痿不孕，腰膝冷痛；肾虚遗精滑精，遗尿尿频；肾虚作喘；脾肾阳虚、五更泄泻；白癜风，斑秃	6～10g（煎）；外用20%～30%酊剂涂患处。性温燥，伤阴助火，阴虚火旺及大便秘结者忌服
益智仁	辛，温；脾、肾	暖肾固精缩尿温脾止泻摄唾	肾虚遗精，小便频数，遗精白浊；脾寒泄泻，腹中冷痛，口多唾涎	3～10g（煎）**阴虚火旺或热而患遗精，尿频，缩尿等证忌用**［五版］
菟丝子	辛、甘，平；肝、肾、脾	补益肝肾固精缩尿安胎明目止泻外用消风祛斑	肝肾不足，腰膝酸软，阳痿遗精，遗尿尿频；肾虚胎漏，胎动不安；肝肾不足，目昏耳鸣；脾肾虚泻；白癜风，**肾虚消渴**［十版］	6～12g（煎）；外用适量。阴虚火旺、大便燥结、小便短赤者不宜服

续表

中药	性味归经	功效	应用	使用
沙苑子	甘，温；肝、肾	补肾助阳固精缩尿养肝明目	肾虚腰痛，遗精早泄，遗尿尿频，白浊带下；肝肾不足，头晕目眩，目暗昏花	9～15g（煎）。温补固涩之品，阴虚火旺及小便不利者忌服
蛤蚧	咸，平；肺、肾	补肺益肾纳气定喘助阳益精固本培元	肺肾不足，虚喘气促，劳嗽咳血；肾虚阳痿，遗精	3～6g（煎）；多入丸散或酒剂；风寒或实热咳喘忌服；**咳喘实证不宜使用[十版]**
核桃仁	甘，温；肾、肺、大肠	补肾温肺润肠	肾阳不足，头晕耳鸣，腰膝酸软，两足痿弱，阳痿遗精，小便频数；肺肾不足，虚寒喘嗽；肠燥便秘	6～9g（煎）；**本品定喘嗽宜连皮用，润肠燥宜去皮用[十版]**，阴虚火热、痰热咳嗽及便溏者不宜用
冬虫夏草	甘，平；肺、肾	补肾益肺止血化痰	肾虚精亏，阳痿遗精，腰膝酸痛；久咳虚喘，劳嗽痰血；病后体虚不复或自汗畏寒	3～9g，煎汤或炖服；有表邪者不宜用

三、药印象

1. 鹿茸：性甘温，禀纯阳之性，具生发之性，能峻补肾阳，且使阳生阴长，益精血。

2. 紫河车：入肺、肾二经，能补肺气，益肾精，纳气平喘；既能温肾补精，使阴长阳生，又能益气养血，为阴阳气血并补之品。

3. 淫羊藿：性温燥烈，长于补肾壮阳起痿；辛温散寒，祛风湿，尤宜于久病累及肝肾或素体肝肾不足加患风湿痹证者。

4. 巴戟天：归肝肾经，辛温能补能散，有补肾阳，强筋骨，祛风湿之用。

5. 仙茅：性辛热，善补命门而兴阳道，用于治疗命门火衰，阳痿早泄及精寒不育；尚能温补肾阳可治阳虚冷泻。

6. 杜仲：以补肝肾、强筋骨见长，治各种腰痛，肾虚腰痛有标本兼治之功。

7. 续断：辛散温通，活血化瘀，且能续筋疗伤，为伤科常用药。

8. 肉苁蓉：甘温，质润滋养，补肾阳、益精血，作用和缓。

9. 锁阳：甘温质润可治疗精血亏虚之肠燥便秘。

10. 补骨脂：较益智仁助阳之力强，作用偏于肾，长于补肾壮阳；补且能涩，可补肾固精缩尿；治疗肾不纳气之虚喘，有标本兼顾之效。

11. 益智仁：似补骨脂，助阳之力较补骨脂为弱，作用偏于脾，长于温脾开胃摄唾，可治脾气虚寒之口多涎唾。

12. 菟丝子：药性甘平，补而不峻，为平补阴阳之品；归脾、肾经，能补肾益脾止泻，治脾肾两虚之便溏泄泻。

13. 沙苑子：兼具涩性，补益之中以收涩见长，能治肾虚遗精滑泄。

14.蛤蚧：归肺、肾二经，长于补肺气、助肾阳，为治多种虚证喘咳之佳品。

15.核桃仁：温补肾阳之力较弱，多入复方，长于补肺肾，定喘咳，治疗虚喘。

16.冬虫夏草：甘平，为平补肺肾之佳品，尤善治劳嗽痰血。

第三节　补血药

一、功效速记

中药	记忆	功效对照	注释
当归	痛经当归，尝遍补血活血	调经止痛 润肠通便 补血活血	痛经：调经止痛
熟地黄	熟地一天学自吟自学	益精填髓 补血滋阴 止血	—
白芍	白少月经不调自盗汗，平易揉止痛	养血调经 敛阴止汗 平抑肝阳 柔肝止痛	白少：白芍月经不调+白少（面色白为血虚之象）：养血调经自盗汗：敛阴止汗
阿胶	早叫只学补滋阴	润燥 止血 补血滋阴	叫：阿胶

续表

中药	记忆	功效对照	注释
何首乌	执着强补益乌发，生何都常用截疟	制何首乌： 化浊降脂 强筋骨 补肝肾 益精血 乌须发 生何首乌： 解毒 润肠通便 消痈 截疟	执：制何首乌 生何：生何首乌
龙眼肉	龙眼养神益心脾	养血安神 补益心脾	龙眼：龙眼肉

二、考点速览

中药	性味归经	功效	应用	使用
当归	甘、辛，温；肝、心、脾	补血活血调经止痛润肠通便	血虚萎黄，眩晕心悸；血虚、血瘀之月经不调，经闭痛经；虚寒腹痛，风湿痹痛，跌仆损伤，痈疽疮疡；血虚肠燥便秘，麻木[五版]	6～12g（煎）；补血用当归身，破血用当归尾，和血（即补血活血）用全当归；酒制能增强活血功效。湿盛中满、大便泄泻忌服

续表

中药	性味归经	功效	应用	使用
熟地黄	甘、微温；肝、肾	补血滋阴益精填髓止血	血虚萎黄，心悸怔忡，月经不调，崩漏下血；肝肾阴虚，腰膝酸软，骨蒸潮热，盗汗遗精，内热消渴；肝肾不足，精血亏虚，眩晕耳鸣，须发早白	9～15g（煎）。性质黏腻，有碍消化，凡气滞痰多、脘腹胀痛、**湿盛中满〔十版〕**、食少便溏忌服；重用久服，宜与陈皮、砂仁等同用，以减轻其黏腻之性
白芍	苦、酸，微寒；肝、脾	养血调经敛阴止汗柔肝止痛平抑肝阳	血虚萎黄，月经不调，崩漏〔十版〕；自汗，盗汗；胁痛，腹痛，四肢挛急疼痛；肝阳上亢，头痛眩晕	6～15g（煎）；**生用可平抑肝阳、敛阴止汗〔十版〕**，炒用可降低其酸敛之性，增加补益作用。阳衰虚寒之证不宜用；不宜与藜芦同用
阿胶	甘、平；肺、肝、肾	补血滋阴润燥止血	血虚萎黄，眩晕心悸，肌痿无力；热病伤阴、心烦不眠，虚风内动，手足瘛疭；肺燥咳嗽，劳嗽咯血，吐血尿血，便血崩漏，妊娠胎漏	3～9g（煎），入汤剂宜烊化冲服；润肺宜蛤粉炒，止血宜蒲黄炒。性黏腻，碍消化，脾胃虚弱者慎用

续表

中药	性味归经	功效	应用	使用
何首乌	苦、甘、涩，微温；肝、心、肾	制何首乌 补肝肾 益精血 乌须发 强筋骨 化浊降脂 生何首乌 解毒 消痈 截疟 润肠通便	血虚萎黄，眩晕耳鸣，须发早白，腰膝酸软，肢体麻木，崩漏带下；高脂血症；疮痈，瘰疬，风疹瘙痒；久疟体虚；肠燥便秘	制何首乌：6～12g（煎）；生何首乌：3～6g。湿痰较重及大便溏泄者不宜用（湿痰壅盛者忌用；大便溏泄者忌用；何首乌可能有引起肝损伤的风险，不宜长期、大量服用［十版］）。**补益精血用制首乌，截疟，解毒，润肠宜用生首乌；鲜首乌解毒润肠的功效较生首乌更佳［五版］**
龙眼肉	甘、温；心、脾	补益心脾 养血安神	气血不足，心悸怔忡，健忘失眠，血虚萎黄	9～15g（煎）。湿盛中满或有停饮、痰、火者忌服

三、药印象

1. 当归：长于补血，为补血之圣药；既善补血，又长于活血行滞止痛，为妇科补血活血，调经止痛之要药，又因其性温，尤宜于血虚、血瘀有寒者；辛行温通，为活血行瘀之良药。

2.**熟地黄**：甘温质润，补阴益精以生血，"大补血虚不足"，为治疗血虚证之要药；味甘滋润，入肝肾善于滋补阴血，为治疗肝肾阴虚证之要药。

3.**白芍**：养血敛阴、平抑肝阳，为治肝阳上亢常用药；敛阴止汗，治疗阴虚盗汗，有标本兼顾作用。

4.**阿胶**：为血肉有情之品，甘温质润，为补血要药；味甘质黏，为止血要药。

5.**何首乌**：制何首乌功善补肝肾、益精血、乌须发、强筋骨，兼能收敛，不寒，不燥，不腻，为滋补良药。

6.**龙眼肉**：能补心脾、益气血、安神，为滋补良药。

第四节　补阴药

一、功效速记

中药	记忆	功效对照	注释
北沙参	南北违禁因清匪，难一起谈	益胃生津 养阴清肺	南北：南沙参、北沙参 难：南沙参
南沙参		益胃生津 养阴清肺 益气 化痰	

中药	记忆	功效对照	注释
百合	<u>百合因润肺心安志忑</u>	**养**阴**润肺** **清心安神** **去痰止咳** **养胃阴** **清胃热**	百合：人名 痰咳：志忑
麦冬	以为今心烦，麦冬饮润 肺，唱边演	<u>益**胃生津**</u> **清心除烦** **养**阴**润肺** **润肠通便** **利咽**	—
天冬	<u>天冻因润燥非生津唱遍</u>	**养**阴**润燥** **清肺生津** **润肠通便**	天冻：天冬
石斛	<u>呼违禁引擎热明目（张 胆）</u>	**益胃生津** **滋**阴**清热** **明目** **强腰膝**	呼：石斛
玉竹	<u>尽可预祝养阴早</u>	**生津止渴** **养**阴**润燥**	预祝：玉竹
黄精	黄精补养脾肺肾	**补气养**阴 **健脾** **润肺** **益**肾	—

续表

中药	记忆	功效对照	注释
枸杞子	够气，精明不干甚	益精明目 滋补肝肾 补血	够气：枸杞子
墨旱莲	墨旱莲两补肝肾	凉血止血 滋补肝肾	凉：凉血止血
女贞子	贞子补肝肾明乌发	滋补肝肾 明目乌发	贞子：女贞子
桑椹	桑婶尽早滋阴血，唱遍血热	生津润燥 滋阴补血 润肠通便 凉血退热	桑婶：桑椹
龟甲	归假一腔心血敬，甭自谦伸直	益肾强骨 养血补心 固经止崩 滋阴潜阳 安神定志	归假：龟甲 心血：血心→养血补心
鳖甲	嫌资浅退除别家	软坚散结 滋阴潜阳 退热除蒸	嫌：咸→软坚散结 别家：鳖甲

二、考点速览

中药	性味归经	功效	应用	使用
北沙参	甘、微苦，微寒；肺、胃	养阴清肺 益胃生津	肺热燥咳，阴虚劳嗽痰血；胃阴不足，热病津伤，咽干口渴	5～12g（煎）。不宜与藜芦同用
南沙参	甘，微寒；肺、胃	养阴清肺 益胃生津 化痰 益气	肺热燥咳，阴虚劳嗽，干咳痰黏；胃阴不足，食少呕吐，气阴不足，烦热口干	9～15g（煎）；不宜与藜芦同用，虚寒证忌服［五版］
百合	甘，寒（微寒）；心、肺（胃［七版］）	养阴润肺 清心安神 祛痰止咳	阴虚燥咳，劳嗽咳血；虚烦惊悸，失眠多梦，精神恍惚，**百合病心肺阴虚内热证［七版］**	6～12g（煎）；清心安神宜生用，润肺止咳宜蜜炙用，风寒咳嗽或中寒便溏者忌用［五版］
麦冬	甘、微苦，微寒；心、肺、胃	养阴润肺 益胃生津 清心除烦 润肠通便 利咽	肺燥干咳，阴虚劳嗽，喉痹咽痛；胃阴不足，津伤口渴，内热消渴，肠燥便秘；心阴虚及温病热扰心营，心烦失眠	6～12g（煎）**传统认为本品清养肺胃之阴多去心用，滋阴清心大多连心用；脾胃虚寒，食少便溏，以及外感风寒、痰湿咳嗽者忌用［十版］**

续表

中药	性味归经	功效	应用	使用
天冬	甘，苦，寒；肺、肾（胃[七版]）	养阴润燥清肺生津润肠通便	肺燥干咳，顿咳痰黏，劳嗽咳血；肾阴亏虚，腰膝酸痛，骨蒸潮热；内热消渴，热病伤津，咽干口渴，肠燥便秘	6～12g（煎）。脾胃虚寒，食少便溏及外感风寒、痰湿咳嗽忌服
石斛	甘，微寒；胃、肾	益胃生津滋阴清热明目强腰膝	热病伤津，口干烦渴，胃阴不足，食少干呕，病后虚热不退；肾阴亏虚，目暗不明，筋骨痿软，阴虚火旺，骨蒸劳热	6～12g（煎）；15～30g（鲜）；因能敛邪，故温热病不宜早用；尚能助湿，若湿温热尚未化燥伤津者忌服
玉竹	甘，微寒（平[五版]）；肺、胃	养阴润燥生津止渴	肺阴不足，燥热咳嗽；胃阴不足，咽干口渴，内热消渴；阴虚外感	6～12g（煎）清热养阴生用，滋补养阴制用[五版]
黄精	甘，平；脾、肺、肾	补气养阴健脾润肺益肾	脾胃气虚，体倦乏力，胃阴不足，口干食少；肺虚燥咳，劳嗽咳血；精血不足，腰膝酸软，须发早白，内热消渴	9～15g（煎）。性黏腻，易助湿壅气，脾虚湿阻、痰湿壅滞、气滞腹满者不宜服；中寒便溏者不宜服用[五版]

中药	性味归经	功效	应用	使用
枸杞子	甘，平；肝、肾（肺［五版］）	滋补肝肾益精明目	肝肾阴虚，虚劳精亏，腰膝酸痛，眩晕耳鸣，阳痿遗精，内热消渴，血虚萎黄，目昏不明，**阴虚咳嗽[五版]**	6～12g（煎）**脾虚便溏者不宜服用[五版]**
墨旱莲	甘、酸，寒；肾、肝	滋补肝肾凉血止血	肝肾阴虚，牙齿松动，须发早白，眩晕耳鸣，腰膝酸软，阴虚血热吐血、衄血、尿血、血痢、崩漏下血，外伤出血	6～12g（煎）；外用适量，鲜品捣敷或干品研敷。**脾胃虚寒，大便泄泻者不宜服[五版]**
女贞子	甘、苦，凉；肝、肾	滋补肝肾明目乌发	肝肾阴虚，眩晕耳鸣，腰膝酸软，须发早白，目暗不明，内热消渴，骨蒸潮热，**阴虚发热[五版]**	6～12g（煎）；酒制可增强补肝肾作用，主要成分齐墩果酸不易溶于水，以入丸剂为佳[七版]
桑椹	甘、酸，寒；心、肝、肾	滋阴补血生津润燥润肠通便凉血退热	肝肾阴虚，眩晕，目暗[五版]，耳鸣，心悸失眠，须发早白；津伤口渴，内热消渴，肠燥便秘	9～15g（煎），桑椹膏15～30g，温开水冲服。**脾胃虚寒作泻者忌服[五版]**

续表

中药	性味归经	功效	应用	使用
龟甲	咸、甘，微寒；肝、肾、心	滋阴潜阳益肾强骨养血补心固经止崩安神定志	阴虚潮热、骨蒸盗汗，阴虚阳亢、头晕目眩，虚风内动；肾虚筋骨痿软，囟门不合；阴血亏虚，惊悸、失眠［十版］、心虚健忘；阴虚血热，崩漏经多	9～24g（煎，先入）；经砂烫醋淬后，更容易煎出有效成分，并除去腥气，便于服用。脾胃虚寒者忌服，孕妇慎用
鳖甲	甘［八版］、咸，微寒；肝、肾	滋阴潜阳退热除蒸软坚散结	阴虚发热、骨蒸劳热，阴虚阳亢、头晕目眩。虚风内动、手足瘛疭；经闭，癥瘕，久疟疟母	9～24g（煎，先入）；经砂烫醋淬后，更容易煎出有效成分，并除去腥气，便于服用。脾胃虚寒者忌服，孕妇慎用（脾胃虚寒，食少便溏及孕妇均忌服［五版］）

三、药印象

1. 北沙参：清养肺胃之力稍强，多用于肺胃阴虚有热，症见燥咳无痰、阴虚劳嗽、津伤口渴等。

2. 南沙参：清养肺胃弱于北沙参，兼益气化痰，故尤宜治气阴两伤及燥痰咳嗽者。

3. 百合：性微寒，养阴作用平和，能补肺阴，兼能清肺热，有养阴清肺，润燥止咳之效。

4. 麦冬：味甘寒养阴，入肺经，善于养肺阴，清肺热；清肺热、养肺阴作用弱于天冬，滋腻之性较小。

5. 天冬：苦寒之性较甚，养肺阴、清肺热作用强于麦冬；入肾滋阴，降虚火，适用于肾阴不足、虚火亢盛之证。

6. 石斛：长于滋养胃阴，生津止渴，兼能清胃热。

7. 玉竹：养阴润燥而不恋邪。

8. 黄精：补脾肺肾三经之气阴，重在补阴；黄精滋阴润燥之力胜于山药，多用于阴虚燥咳及脾胃阴伤之口干食少、大便燥结、舌红无苔者。

9. 枸杞子：入肝肾经，长于滋肾精，补肝血，为平补肾经肝血之品。

10. 墨旱莲：入肝肾经，能补肝肾之阴，固齿乌须发。

11. 女贞子：既滋补肝肾，又清虚热，补中有清。

12. 桑椹：甘酸，滋补阴血，常用于肝肾不足，阴血亏虚之腰膝酸软、眩晕耳鸣、心悸失眠、须发早白等症。

13. 龟甲：为血肉有情之品，味咸、甘，性微寒，既能滋补肝肾之阴以退内热，又能潜降肝阳而息内风。

14. 鳖甲：咸微寒，为血肉有情之品，入肝肾经，既善滋阴退热除蒸，又善滋阴潜阳息风，为治阴虚发热之要药。

第十九章　收涩药

第一节　固表止汗药

一、功效速记

中药	记忆	功效对照	注释
麻黄根	麻根标致喊	固表止汗	麻根：麻黄根／人名

二、考点速览

中药	性味归经	功效	应用	使用
麻黄根	甘、涩（微涩［七版］），平；心、肺	固表止汗	气虚自汗，阴虚盗汗，产后虚汗不止	3～9g（煎）；外用适量，研末撒扑。有表邪者忌用

三、药印象

麻黄根：甘平性涩（微涩），功专止汗，为敛肺固表止汗之要药。

第二节　敛肺涩肠药

一、功效速记

中药	记忆	功效对照	注释
五味子	五味酸补身心益气津止咳泻涩精汗	收敛固涩 益气生津止渴 补肾宁心安神 止咳平喘 涩肠止泻 涩精止遗 敛肺止汗	酸：收涩之性→收敛固涩 五味：五味子
乌梅	甭学今汇乌梅非常酸可止吐	敛肺止咳 涩肠止泻 生津止渴 安蛔止痛 固崩止血 和胃止呕	酸：收涩之性＋肺肠→敛肺、涩肠 可：和（胃）
五倍子	遗精汗血被子湿床，常致谢非降火	敛肺降火 涩肠止泻 敛汗止咳 固精止遗 收敛止血 收湿敛疮 解毒消肿	遗精：固精止遗 血：止血 被子：五倍子

续表

中药	记忆	功效对照	注释
罂粟壳	非常不痛酸罂壳	敛肺止咳 涩肠止泻 止痛 固肾止遗	肺肠＋酸：收涩之性→敛肺、涩肠 罂壳：罂粟壳
诃子	喝奖货咽非常酸	涩肠止泻 敛肺下气 止咳降火 利咽开音	喝：诃子 奖货：奖励的货品 酸：收涩之性＋肺肠→敛肺、涩肠
石榴皮	带石榴常写治穴虫	涩肠止泻 收敛止血 驱虫 涩精止带	石榴：石榴皮
肉豆蔻	问起肉豆常止泻痛	温中行气 涩肠止泻 止痛	肉豆：肉豆蔻
赤石脂	记练阃畅写练学虫呆实质	生肌敛疮 涩肠止泻 收敛止血 固冲止带	实质：赤石脂
禹余粮	余粮常致谢练学呆	涩肠止泻 收敛止血 固涩止带	余粮：禹余粮

二、考点速览

中药	性味归经	功效	应用	使用
五味子	酸、甘，温；肺、心、肾	收敛固涩 益气生津止渴 补肾宁心安神 止咳平喘 涩肠止泻 涩精止遗 敛肺止汗	久咳虚喘；久泻不止；自汗，盗汗；遗精滑精，遗尿尿频；津伤口渴，内热消渴；心悸失眠多梦	2～6g（煎），**研末服1～3g**[五、七版]。凡表邪未解，内有实热，咳嗽初起，麻疹初期，均不宜用
乌梅	酸、涩，平；肝、脾、肺、大肠	敛肺止咳 涩肠止泻 生津止渴 安蛔止痛 固崩止血 和胃止呕	肺虚久咳；久泻久痢；虚热消渴；蛔厥呕吐腹痛；崩漏不止，便血；外敷消疮毒	6～12g（煎），大剂量可用至30g；外用适量，捣烂或炒炭研末外敷；**止泻止血宜炒炭用**。外有表邪或内有实热积滞者均不宜服
五倍子	酸、涩，寒；肺、大肠、肾	敛肺降火 涩肠止泻 敛汗止咳 固精止遗 收敛止血 收湿敛疮 解毒消肿	肺虚久咳，肺热痰嗽；久泻久痢；自汗，盗汗；遗精，滑精；崩漏，便血痔血，外伤出血；痈肿疮毒，皮肤湿烂；消渴	3～6g（煎）；**1～1.5g（丸散）**[八版]；外用适量，研末外敷或煎汤熏洗。**外感咳嗽**[五版]、湿热泻痢者忌用

续表

中药	性味归经	功效	应用	使用
罂粟壳	酸、涩，平；有毒；肺、大肠、肾	敛肺止咳 涩肠止泻 止痛 固肾止遗	肺虚久咳；久泻久痢，脱肛；脘腹疼痛，筋骨疼痛；肾虚不固引起的遗精滑泄	3～6g（煎）；止咳宜蜜炙用，止泻、止痛、止血[八版]宜醋炒用。易成瘾，只可暂用，不可久服。孕妇及儿童禁用；运动员慎用；咳嗽或泻痢初起邪实者忌用
诃子	苦、酸、涩，平；肺、大肠	涩肠止泻 敛肺下气 止咳降火 利咽开音	久泻久痢，便血脱肛；肺虚喘咳，久嗽不止，咽痛音哑	3～10g（煎）；涩肠止泻宜煨用，敛肺清热、利咽开音宜生用。外有表邪、内有湿热积滞者忌服
石榴皮	酸、涩，温；大肠	涩肠止泻 收敛止血 驱虫 涩精止带	久泻，久痢，脱肛；便血，崩漏，带下，遗精；虫积腹痛	3～9g（煎）；入汤剂生用，入丸散多炒用[七版]，止血多炒炭用。泻痢初起者忌服[五、十版]

续表

中药	性味归经	功效	应用	使用
肉豆蔻	辛，温；脾、胃、大肠	温中行气 涩肠止泻 止痛	脾胃虚寒，久泻不止，五更泄泻；胃寒气滞，脘腹胀痛，食少呕吐	3～10g（煎）0.5～1g(丸散)；内服须煨制去油用，煨熟增强温中止泻作用。湿热泻痢者忌服
赤石脂	甘、酸、涩，温；大肠、胃	涩肠止泻 收敛止血 生肌敛疮 固冲止带	久泻久痢，下痢脓血；大便出血，崩漏带下；疮疡久溃不敛，湿疮脓水浸淫；外伤出血	9～12g（煎，先入）；外用适量，研末敷患处。湿热积滞泻痢者忌服；孕妇慎用；不宜与肉桂同用
禹余粮	甘、涩，微寒（平[五、七版]）；胃、大肠	涩肠止泻 收敛止血 固涩止带	久泻，久痢；便血，崩漏；带下清稀	9～15g（煎，先入），或入丸散。孕妇慎用；湿热积滞泻痢者、实证[五版]忌服

三、药印象

1.五味子：上敛肺气，下资肾阴，为治疗久咳虚喘之要药；入肾，能补肾涩精止遗，为治疗肾虚精关不固之遗精滑精、遗尿尿频之常用药。

2.乌梅：入大肠经，有良好的涩肠止泻作用，为治疗久泻、久痢之常用药。

3.五倍子：性寒清降，且有较强的收敛固涩作用，善治滑脱诸证兼有热者。

4.罂粟壳：固肠道，涩滑脱，李时珍称其"为涩肠止泻之圣药"。

5.诃子：善涩肠止泻，为治疗久泻、久痢之常用药；利咽开音，为治失音之要药。

6.石榴皮：功善涩肠道，止泻痢，为治疗久泻久痢之常用药。

7.肉豆蔻：辛，温，能暖脾胃，固大肠，止泻痢，为治疗虚寒性泻痢之要药。

8.赤石脂：长于涩肠止泻，并具有止血之功，为治久泻久痢、下痢脓血之常用药。

9禹余粮：治久泻久痢，常与赤石脂相须为用。

第三节　固精缩尿止带药

一、功效速记

中药	记忆	功效对照	注释
山茱萸	善于收谷补肝肾，净尿带虫血	补益肝肾 收涩固脱 固精缩尿 止带固冲 收敛止血	善于：山茱萸

续表

中药	记忆	功效对照	注释
覆盆子	一身固缩，伏养目	益肾固**精**缩**尿** 养**肝**明**目**	伏：覆盆子
桑螵蛸	桑螵固精补肾阳	固**精**缩**尿** 补**肾**助**阳**	桑螵：桑螵蛸
金樱子	常写甭带固尿樱子	**涩**肠止泻 固**崩**止**带** 固**精**缩**尿**	樱子：金樱子
海螵蛸	收学，十床酸痛惊呆海校	收**敛**止血 外用收**湿**敛**疮** 制**酸**止痛 **涩精**止**带**	海校：海螵蛸 / 海军上校
莲子	补皮鞋，带沈静练字养心神	补脾**止泻** 止**带** 益**肾涩精** 养**心**安**神**	沈静：益肾涩精 / 人名 练字：莲子
芡实	芡实已经补脾治白带，手连骨	益**肾**固**精** 补**脾止泻** 除湿止带 收敛固涩	治白带：除湿止带
椿皮	椿皮清早学写手带虫	清**热燥湿** 止**血** 止**泻** 收**涩**止**带** 杀虫	椿皮：人名

二、考点速览

中药	性味归经	功效	应用	使用
山茱萸	酸、涩，微温；肝、肾	补益肝肾收涩固脱固精缩尿止带固冲收敛止血	肝肾亏虚［五、十版］、眩晕耳鸣，腰膝酸痛，阳痿，遗精滑精，遗尿尿频；月经过多，崩漏带下；大汗虚脱；内热消渴	6～12g（煎），急救固脱可用至20～30g。素有湿热而致小便淋涩者不宜应用
覆盆子	甘、酸，温；肝、肾、膀胱	益肾固精缩尿养肝明目	肾虚不固［五、十版］、遗精滑精，遗尿尿频，阳痿早泄；肝肾不足，目暗不明	6～12g（煎）；**阴虚火旺，膀胱蕴热而小便短涩者忌用［十版］**
桑螵蛸	甘、咸，平；肝、肾	固精缩尿补肾助阳	肾虚不固［十版］、遗精滑精，遗尿尿频，小便白浊；肾虚阳痿	5～10g（煎）。阴虚火旺，膀胱蕴热而小便频数（短涩［十版］）者忌用
金樱子	酸、甘、涩，平；肾、膀胱、大肠	固精缩尿固崩止带涩肠止泻	遗精滑精，遗尿尿频，崩漏带下；久泻、久痢；**脱肛，子宫下垂**［五、七版］	6～12g（煎）；**邪气实者不宜使用［十版］**

中药	性味归经	功效	应用	使用
海螵蛸	咸、涩，温（微温）；脾、肾（肝、肾〔八版〕）	收敛止血 涩精止带 制酸止痛 外用收湿敛疮	吐血衄血，崩漏便血，外伤出血；遗精滑精，赤白带下；胃痛吞酸；湿疹湿疮，溃疡不敛	5～10g（煎）；外用适量，研末敷患处
莲子	甘、涩，平；脾、肾、心	补脾止泻止带 益肾涩精 养心安神	脾虚泄泻；带下；遗精滑精，**遗尿尿频〔十版〕**；**虚烦〔十版〕**，心悸失眠；**妇女崩漏，白带过多〔五版〕**	6～15g（煎）
芡实	甘、涩，平；脾、肾	益肾固精 补脾止泻 除湿止带 收敛固涩	遗精滑精，遗尿尿频；脾虚久泻；白浊，带下	9～15g（煎）
椿皮	苦、涩，寒；大肠、胃、肝	清热燥湿 收涩止带 止泻 止血 杀虫	赤白带下；久泻久痢，湿热泻痢；崩漏经多，便血痔血	6～9g（煎）；外用适量。脾胃虚寒者慎用

三、药印象

1.山茱萸：既能益精，又可助阳，为平补阴阳之要药；

于补益之中又具封藏之功，为固精止遗要药。

2. 覆盆子：主入肝肾经，既能补益肝肾，又能固精缩尿。

3. 桑螵蛸：入肾，补肾气，固精关，缩小便，为治疗肾虚不固之遗精滑精、遗尿尿频、白浊之良药。

4. 金樱子：味酸而涩，功专固涩。

5. 海螵蛸：制酸止痛，为治疗胃酸过多、胃痛吞酸之佳品。

6. 莲子：补涩兼备，为治疗脾虚、肾虚带下之常用药。

7. 芡实：相比莲子，长于除湿，为治疗带下证之佳品。

8. 椿皮：既能清热燥湿，又能收敛止带，为止带之常用药。

第二十章 涌吐药

一、功效速记

中药	记忆	功效对照	注释
常山	常山截吐痰涎	截疟 涌吐痰涎	常山：人名
瓜蒂	拾黄瓜吐痰食	祛湿退黄 涌吐痰食	瓜：瓜蒂
胆矾	但凡吐痰涎都是腐食	涌吐痰涎 解毒收湿 祛腐蚀疮	但凡：胆矾

二、考点速览

中药	性味归经	功效	应用	使用
常山	苦、辛，寒；有毒；肺、肝、心	涌吐痰涎截疟	痰饮停聚，胸膈痞塞，不欲饮食；疟疾	5～9g（煎）；涌吐可生用，截疟宜酒制用；治疗疟疾宜在寒热发作前半天或2小时服用。有催吐的副作用，用量不宜过大；孕妇及体虚者慎用（不宜用［七版］）

续表

中药	性味归经	功效	应用	使用
瓜蒂	苦，寒；有毒；胃、胆（[十版]）	涌吐痰食 祛湿退黄	风痰、宿食停滞，食物中毒；湿热黄疸	2.5～5g（煎）；0.3～1g/次（丸、散）；外用适量，研末吹鼻，待鼻中流出黄水即可停药。苦寒有毒，孕妇、体虚、**心脏病**[**十版**]、吐血、咯血、胃弱及上部无实邪者忌用
胆矾	酸、涩、辛，寒；有毒；肝、胆	涌吐痰涎 解毒收湿 祛腐蚀疮	风痰壅塞，喉痹、癫痫，误食毒物；风眼赤烂，口疮、牙疳，胬肉，疮疡不溃	0.3～0.6g，温水化服；外用适量，研末撒或调服，或用水溶化后外洗。**孕妇**[**十版**]、体虚者忌服

三、药印象

1. 常山：辛开苦泄，其性上行，能治痰饮停聚，胸膈壅塞；善于祛痰而截疟，为治疟之要药。

2. 瓜蒂：善治湿热黄疸。

3. 胆矾：性上行，涌吐痰涎及毒物，治疗喉间痰壅闭塞。

第二十一章　攻毒杀虫止痒药

一、功效速记

中药	记忆	功效对照	注释
雄黄	试探雄黄截疟都杀虫精	燥湿祛痰 截疟 解毒杀虫 定惊	—
硫黄	外都冲闯羊，硫黄补助遍	外用解毒杀虫 疗疮止痒 内服补火助阳通便	—
白矾	遭殃白矾都杀虫，服只学些热疯谈屎黄	外用燥湿止痒 解毒杀虫 内服止血止泻 清热 祛除风痰 利湿退黄	—
蛇床子	啥样蛇早去问沈阳	杀虫止痒 燥湿祛风 温肾壮阳	蛇：蛇床子
土荆皮	土荆宣扬啥	疗癣 止痒 杀虫	土荆：土荆皮

续表

中药	记忆	功效对照	注释
蟾酥	蟾都统统开窍秽浊	解毒消肿 止痛 开窍醒神 辟秽化浊	蟾：蟾酥 开窍：开窍醒神
大蒜	都种大蒜冲止痢健脾胃增食欲	解毒消肿 杀虫 止痢 健脾温胃 增强食欲	—

二、考点速览

中药	性味归经	功效	应用	使用
雄黄	辛，温（苦［五版］）；有毒；肝、大肠（胃［五、八版］、心［五版］）	解毒杀虫 燥湿祛痰 截疟 定惊	痈肿疔疮，湿疹疥癣，蛇虫咬伤；虫积腹痛，惊痫，疟疾，哮喘	0.05～0.1g（丸、散）；外用适量，熏涂患处。有毒，内服宜慎，不可久服多服；外用不宜大面积涂擦及长期使用；应水飞入药，切忌火煅［十版］；孕妇禁用

中药	性味归经	功效	应用	使用
硫黄	酸，温；有毒；肾、大肠	外用解毒杀虫疗疮止痒内服补火助阳通便	疥癣，秃疮，湿疹，阴疽恶疮；阳痿足冷，虚喘冷哮，虚寒便秘	外用适量，研末油调涂敷患处；1.5～3g（丸、散），炮制后入丸散服。阴虚火旺者忌服，孕妇慎用；不宜与芒硝、玄明粉同用
白矾	酸、涩，寒；肺、脾、肝、大肠（胃[五版]）	外用解毒杀虫燥湿止痒内服止血止泻清热祛除风痰利湿退黄	湿疹瘙痒，疥癣，脱肛，痔疮，疮疡，聤耳流脓；便血，衄血，崩漏；久泻久痢；痰壅心窍，癫痫发狂；湿热黄疸，女劳疸	0.6～1.5g（丸、散）；外用适量，研末敷或化水洗患处；**体虚胃弱及无湿热痰火者忌服**[五、七版]
蛇床子	辛、苦，温；有小毒；肾	燥湿祛风杀虫止痒温肾壮阳	阴痒，疥癣，湿疹瘙痒；寒湿带下，湿痹腰痛；肾虚阳痿，宫冷不孕	3～10g（煎）；外用适量，煎汤熏洗，或研末调敷。阴虚火旺及下焦湿热者不宜内服
土荆皮	辛，温；有毒；肺、脾	杀虫疗癣止痒	体癣，手足癣，头癣，疥疮；湿疹，皮炎，皮肤瘙痒	外用适量，醋或酒涂擦，或研末调涂患处。只供外用，不可内服

续表

中药	性味归经	功效	应用	使用
蟾酥	辛，温（甘［五版］）；有毒；心	解毒消肿止痛开窍醒神辟秽化浊	痈疽疔疮，瘰疬，咽喉肿痛，牙痛；中暑神昏，痧胀腹痛吐泻	0.015～0.03g（丸、散），多入丸散用；外用适量，不可入目。有毒，内服切勿过量；孕妇慎用（孕妇禁用［七、十版］）
大蒜	辛，温；脾、胃、肺	解毒消肿杀虫止痢健脾温胃增强食欲	痈肿疮疡，疥癣；肺痨，顿咳，痢疾，泄泻；蛲虫病，钩虫病；脘腹冷痛，食欲减退，饮食不消	9～15g（煎）；外用适量，捣敷，切片擦或隔蒜灸。外用可引起皮肤发红、灼热、疼痛，甚至起泡，故不可外敷过久；阴虚火旺及有目、舌、喉、口齿诸疾不宜服用；孕妇忌灌肠用

三、药印象

1. 雄黄：温燥有毒，解毒杀虫疗疮，外用、内服均可。

2. 硫黄：性温燥，外用杀虫止痒，为治疥疮要药。

3. 白矾：性寒，外用功善解毒收湿止痒，尤宜于疮面湿烂或瘙痒者，因其酸涩之性有收敛止血之功，可治多种出血证。

4.蛇床子：具燥湿祛风之功，为皮肤病及妇科病常用药。

5.土荆皮：功专杀虫止痒，治疗体癣、手足癣、头癣。

6.蟾酥：长于解毒消肿，麻醉止痛，治痈疽疔疮、瘰疬、咽喉肿痛及牙痛内服、外用均可。

7.大蒜：本品辛温，还能健脾温胃，治疗脘腹冷痛。

第二十二章 拔毒化腐生肌药

一、功效速记

中药	记忆	功效对照	注释
红粉	富集红粉除脓毒	**去腐生肌** **除脓拔毒**	—
轻粉	轻轻练攻杀，内服随便谈小计	**外用** 敛疮攻毒杀虫 **内服** 逐水通便 祛痰消积	轻轻：轻粉
砒石	攻虫是否用砒石，内夫皆谈传公益节	**外用** 攻毒杀虫 蚀疮去腐 **内服** 劫痰平喘 攻毒抑癌截疟	—
铅丹	服铅丹坠痰镇惊，用啥样拔毒生肌疟	**内服**坠痰镇惊 **外用**杀虫止痒 拔毒生肌截疟	—

续表

中药	记忆	功效对照	注释
炉甘石	炉石姐明医干事是杨闯，不信?	解毒明目退翳 收湿止痒 生肌敛疮 补锌	炉石：炉甘石 杨闯/人名
硼砂	硼砂都外用，内服废话谈	外用清热解毒 内服清肺化痰	都外用：外用清热解毒

二、考点速览

中药	性味归经	功效	应用	使用
红粉	辛，热；有大毒；肺、脾	拔毒除脓去腐生肌	痈疽疔疮，梅毒下疳，一切恶疮，肉暗紫黑，腐肉不去，窦道瘘管，脓水淋漓，久不收口	外用适量。研极细粉单用或与其他药配制成散剂或制成药捻。有大毒，只可外用，不可内服；外用亦不宜久用；孕妇禁用；外疡腐肉已去或脓水已尽者不宜用［五、七版］
轻粉	辛，寒；有毒；大肠、小肠	外用杀虫攻毒敛疮内服祛痰消积逐水通便	疥疮，顽癣，臁疮，梅毒，疮疡，湿疹；痰涎积滞，水肿鼓胀，二便不利	外用适量，研末掺敷患处；内服每次0.1~0.2g，1~2次/日（丸、胶囊），服后漱口。有毒，不可过量或久服，内服宜慎，体虚［七版］、孕妇禁服

续表

中药	性味归经	功效	应用	使用
砒石	辛，大热；有大毒；肺、脾、肝	外用攻毒杀虫蚀疮去腐内服劫痰平喘攻毒抑癌截疟	恶疮，瘰疬，顽癣，牙疳，痔疮；寒痰哮喘；癌症；疟疾	外用适量，研末撒敷，宜作复方散剂或入膏药、药捻；内服每次 0.002～0.004g（丸、散）。有剧毒，内服应谨慎，外用也应注意，以防局部吸收而中毒；不可作酒剂内服；**体虚**[十版]、孕妇禁服；不宜与水银同用
铅丹	辛、咸，寒（微寒）；有毒；心、脾、肝	外用拔毒生肌杀虫止痒内服坠痰镇惊截疟	疮疡溃烂，湿疹瘙痒，疥癣，狐臭，酒齇鼻；惊痫癫狂，疟疾，心神不宁	外用适量，研末撒布或熬膏贴敷；0.3～0.6g（丸、散）。有毒，用之不当可引起铅中毒，应慎用，不可持续服用，以防蓄积中毒。孕妇禁用
炉甘石	甘，平；肝、脾（胃[五、七版]）	解毒明目退翳收湿止痒生肌敛疮补锌	目赤肿痛，睑弦赤烂，翳膜遮睛，胬肉攀睛；溃疡不敛，脓水淋漓，湿疮瘙痒	外用适量，水飞点眼，研末撒或调敷。专供外用，不作内服

续表

中药	性味归经	功效	应用	使用
硼砂	甘、咸，凉；肺、胃	外用 清热解毒 内服 清肺化痰	咽喉肿痛，口舌生疮，目赤翳障；痰热咳嗽	外用适量，研极细末干撒或调敷患处；或化水含漱；1.5～3g（丸、散）。本品以外用为主，内服宜慎，久服或大量服用，易引起蓄积中毒

三、药印象

1.红粉：有较好的拔毒除脓，去腐生肌作用，但有大毒，只供外用。

2.轻粉：有较强的攻毒杀虫止痒、生肌敛疮作用。

3.砒石：外用有攻毒杀虫、蚀疮去腐之功；虽可单用贴敷，因易中毒且引起剧烈疼痛，故多配伍其他药物以缓其毒。

4.铅丹：质重，性沉降，入心经，能镇心安神，可用治惊痫癫狂，心神不宁；有毒，易致蓄积性中毒，故内服易慎。

5.炉甘石：有解毒明目退翳、收湿止痒之功，为眼科外用之常用药。

6.硼砂：性凉，外用能清热解毒、消肿防腐，为喉科及眼科常用药。

附录：九版教材功效与十版教材功效差异对比

药物	九版	十版
藁本	祛风 散寒 除湿 止痛	祛风散寒 除湿止痛
牛蒡子	疏散风热 宣肺透疹 解毒利咽 滑肠通便	疏散风热 宣肺祛痰 利咽透疹 解毒消肿 滑肠通便
蝉蜕	疏散风热 利咽开音 透疹 明目退翳 解痉 镇静安神	疏散风热 利咽开音 透疹 明目退翳 息风止痉 镇静安神
板蓝根	清热解毒 凉血利咽	清热解毒 凉血 利咽
贯众	清热解毒 止血 杀虫	清热解毒 驱虫 止血

药物	九版	十版
漏芦	清热解毒 消痈 下乳 舒筋通脉	清热解毒 消痈散结 通经下乳 舒筋通脉
马勃	清肺利咽 止血	清肺 解毒利咽 止血
大黄	泻下攻积 清热泻火 凉血解毒 逐瘀通经 利湿退黄	泻下攻积 清热泻火 凉血解毒 止血 逐瘀通经 利湿退黄
芫花	泻水逐饮 外用杀虫疗疮	泻水逐饮 祛痰止咳 外用杀虫疗疮
秦艽	祛风湿 清湿热 止痹痛 退虚热	祛风湿 清湿热 舒筋络 止痹痛 退虚热
防己	祛风止痛 利水消肿 降血压	祛风湿 止痛 利水消肿 降血压

续表

药物	九版	十版
厚朴	燥湿消痰 下气除满	燥湿 行气 消积 消痰平喘 下气宽中
砂仁	化湿开胃 温脾止泻 理气安胎	化湿开胃 温中止泻 理气安胎
虎杖	利湿退黄 清热解毒 散瘀止痛 止咳化痰 泻热通便	利湿退黄 清热解毒 散瘀止痛 化痰止咳 泻热通便
丁香	温中降逆 补肾助阳	温中降逆 散寒止痛 温肾助阳
高良姜	温胃止呕 散寒止痛	温中止呕 散寒止痛
檀香	行气温中 开胃止痛	行气止痛 散寒调中
香橼	疏肝理气 宽中 化痰	疏肝解郁 理气宽中 燥湿化痰
蒲黄	止血 化瘀 通淋	止血 化瘀 利尿通淋
姜黄	破血行气 通络止痛	活血行气 通经止痛

续表

药物	九版	十版
白附子	祛风痰 定惊搐 止痛 解毒散结	燥湿化痰 祛风止痉 止痛 解毒散结
芥子	温肺豁痰利气 散结通络止痛	温肺豁痰 利气散结 通络止痛
黄药子	化痰散结消瘿 清热解毒 凉血止血 止咳平喘	化痰散结消瘿 清热凉血解毒 凉血止血 止咳平喘
白果	敛肺定喘 止带缩尿	敛肺定喘 收涩止带 缩尿
远志	安神益智 交通心肾 祛痰 消肿	安神益智 交通心肾 祛痰开窍 消散痈肿
黄芪	补气升阳 固表止汗 利水消肿 生津养血 行滞通痹 托毒排脓 敛疮生肌	补气升阳 益卫固表 利水消肿 生津养血 行滞通痹 托毒排脓 敛疮生肌

续表

药物	九版	十版
山药	补脾养胃 生津益肺 补肾涩精	益气养阴 补脾肺肾 涩精止带
鹿茸	壮肾阳 益精血 强筋骨 调冲任 托疮毒	补肾壮阳 益精血 强筋骨 调冲任 托疮毒
淫羊藿	补肾阳 强筋骨 祛风湿	补肾壮阳 强筋骨 祛风湿
补骨脂	温肾助阳 纳气平喘 温脾止泻 外用消风祛斑	补肾壮阳 固精缩尿 纳气平喘 温脾止泻 外用消风祛斑
阿胶	补血滋阴 润燥 止血	补血 止血 滋阴润燥
硫黄	外用解毒杀虫疗疮 内服补火助阳通便	外用解毒疗疮 杀虫止痒 内服补火助阳通便

下篇

冲刺高分杀手锏篇

考点归纳思维导图

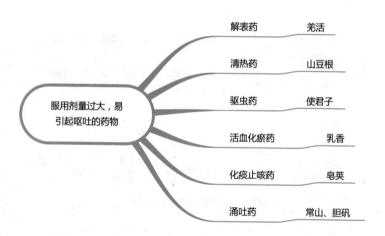

补肝肾又能祛风湿的药物

　祛风湿药　　豨莶草（酒制后补肝肾）、五加皮、桑寄生、狗脊

　补虚药　　巴戟天、淫羊藿

服用剂量过大，易引起呕吐的药物

　解表药　　羌活

　清热药　　山豆根

　驱虫药　　使君子

　活血化瘀药　　乳香

　化痰止咳药　　皂荚

　涌吐药　　常山、胆矾

具有续筋接骨功效的药物

　祛风湿药　　昆明山海棠

　活血化瘀药　　自然铜、土鳖虫、骨碎补

　补虚药　　续断

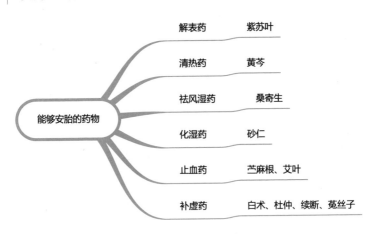

能够安胎的药物
- 解表药 —— 紫苏叶
- 清热药 —— 黄芩
- 祛风湿药 —— 桑寄生
- 化湿药 —— 砂仁
- 止血药 —— 苎麻根、艾叶
- 补虚药 —— 白术、杜仲、续断、菟丝子

能够下乳的药物
- 葱白、漏芦、路路通、丝瓜络、木通、关木通
- 通草、冬葵子、王不留行、穿山甲、刺蒺藜

能够治疗瘿瘤、瘰疬的药物
- 清热药 —— 夏枯草
- 化痰止咳平喘药 —— 半夏、浙贝母、海藻、昆布、海蛤壳、海浮石
- 平肝息风药 —— 牡蛎

能清心火的药物
- 清热药 —— 竹叶、淡竹叶、栀子、黄连、连翘
- 利水渗湿药 —— 木通、灯心草
- 止血药 —— 小蓟
- 安神药 —— 朱砂

能通利二便的药物
- 泻下药　大黄、甘遂、京大戟、郁李仁、红大戟、芫花、商陆、牵牛子、巴豆霜
- 利水渗湿药　冬葵子、虎杖
- 驱虫药　槟榔
- 化痰止咳平喘药　桔梗

能用于温毒发斑的药物
- 解表药　升麻
- 清热药　石膏、连翘、大青叶、青黛、板蓝根、贯众、生地黄、玄参、牡丹皮、赤芍、紫草、水牛角
- 平肝息风药　羚羊角

能止呕的药物
- 解表药　紫苏叶（气滞）、生姜（温中）
- 清热药　芦根（清胃热）、黄连（清胃热）
- 化湿药　广藿香（和中）、砂仁、豆蔻、草豆蔻

能治疗肝火目赤肿痛的药物
- 解表药　蝉蜕、桑叶、菊花
- 清热药　栀子、夏枯草、决明子、密蒙花、黄连、龙胆、秦皮、蒲公英、紫花地丁、野菊花、熊胆粉、千里光、玄参
- 泻下药　大黄、芦荟
- 利水渗湿药　车前子、珍珠草
- 止血药　槐花
- 平肝息风药　石决明、珍珠母、羚羊角、牛黄、珍珠

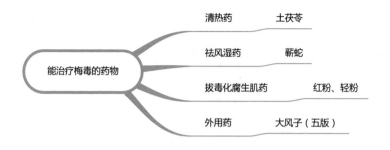

能治疗梅毒的药物

- 清热药　　土茯苓
- 祛风湿药　　蕲蛇
- 拔毒化腐生肌药　　红粉、轻粉
- 外用药　　大风子（五版）

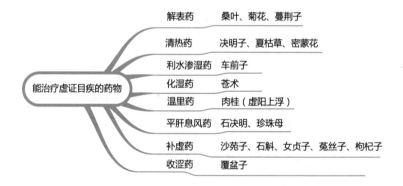

能治疗虚证目疾的药物

- 解表药　　桑叶、菊花、蔓荆子
- 清热药　　决明子、夏枯草、密蒙花
- 利水渗湿药　　车前子
- 化湿药　　苍术
- 温里药　　肉桂（虚阳上浮）
- 平肝息风药　　石决明、珍珠母
- 补虚药　　沙苑子、石斛、女贞子、菟丝子、枸杞子
- 收涩药　　覆盆子

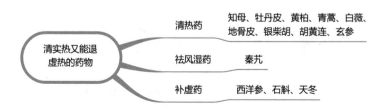

清实热又能退虚热的药物

- 清热药　　知母、牡丹皮、黄柏、青蒿、白薇、地骨皮、银柴胡、胡黄连、玄参
- 祛风湿药　　秦艽
- 补虚药　　西洋参、石斛、天冬

妊娠用药禁忌

妊娠禁用药　甘遂、京大戟、芫花、商陆、牵牛子、巴豆霜、千金子、昆明山海棠、雷公藤、土鳖虫、马钱子、莪术、三棱、水蛭、虻虫、斑蝥、马兜铃、洋金花、朱砂、全蝎、蜈蚣、麝香、罂粟壳、雄黄、红粉、轻粉、砒石、铅丹等

妊娠忌用药　重楼、生川乌、生草乌、皂荚、瓜蒂、大蒜（忌灌肠）等

妊娠慎用药　桂枝、蝉蜕、天花粉、贯众、漏芦、大血藤、射干、鸦胆子、牡丹皮、大黄、芒硝、番泻叶、芦荟、郁李仁、徐长卿、制川乌、制草乌、伸筋草、雪莲花、厚朴、薏苡仁、车前子、滑石、木通、通草、瞿麦、冬葵子、虎杖、附子、肉桂、吴茱萸、枳实、枳壳、苦楝皮、槟榔、三七、茜草、蒲黄、花蕊石、姜黄、乳香、没药、五灵脂、红花、桃仁、益母草、牛膝、王不留行、月季花、自然铜、苏木、血竭、刘寄奴、穿山甲、天南星、白附子、礞石、合欢皮、珍珠母、代赭石、刺蒺藜、牛黄、冰片、龟甲、鳖甲、赤石脂、禹余粮、常山、硫黄、蟾酥等

润肠的药物

牛蒡子、知母、决明子、火麻仁、郁李仁、松子仁、冬葵子

榧子、桃仁、胖大海、苦杏仁、甜杏仁、紫苏子、柏子仁

蜂蜜、肉苁蓉、锁阳、核桃仁、胡桃仁、当归、何首乌

天冬、麦冬、桑椹、瓜蒌（仁）、罗汉果、生地黄、玄参（滋阴润燥通便）、知母（滋阴润肠燥）

特殊使用注意

使君子　与茶同用可致呃逆、腹泻

雷丸　加热至60℃左右即易破坏失效

甘草　久服较大剂量易引起浮肿

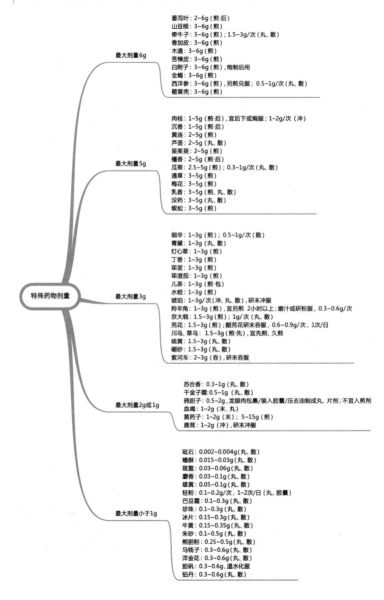

特殊药物剂量

最大剂量6g

番泻叶: 2~6g (煎·后)
山豆根: 3~6g (煎)
牵牛子: 3~6g (煎); 1.5~3g/次 (丸、散)
香加皮: 3~6g (煎)
木通: 3~6g (煎)
苦楝皮: 3~6g (煎)
白附子: 3~6g (煎), 炮制后用
全蝎: 3~6g (煎)
西洋参: 3~6g (煎), 另煎兑服; 0.5~1g/次 (丸、散)
罂粟壳: 3~6g (煎)

最大剂量5g

肉桂: 1~5g (煎·后), 宜后下或焗服; 1~2g/次 (冲)
沉香: 1~5g (煎·后)
黄连: 2~5g (煎)
芦荟: 2~5g (丸、散)
吴茱萸: 2~5g (煎)
檀香: 2~5g (煎·后)
瓜蒂: 2.5~5g (煎); 0.3~1g/次 (丸、散)
通草: 3~5g (煎)
梅花: 3~5g (煎)
乳香: 3~5g (煎、丸、散)
没药: 3~5g (丸、散)
蜈蚣: 3~5g (煎)

最大剂量3g

细辛: 1~3g (煎); 0.5~1g/次 (散)
青黛: 1~3g (丸、散)
灯心草: 1~3g (煎)
丁香: 1~3g (煎)
荜茇: 1~3g (煎)
荜澄茄: 1~3g (煎)
儿茶: 1~3g (煎·包)
水蛭: 1~3g (煎)
琥珀: 1~3g/次 (冲、丸、散), 研末冲服
羚羊角: 1~3g (煎), 宜另煎 2小时以上; 磨汁或研粉服, 0.3~0.6g/次
京大戟: 1.5~3g (煎); 1g/次 (丸、散)
芫花: 1.5~3g (煎); 醋芫花研末吞服, 0.6~0.9g/次, 1次/日
川乌、草乌: 1.5~3g (煎·先), 宜先煎、久煎
硫黄: 1.5~3g (丸、散)
硼砂: 1.5~3g (丸、散)
紫河车: 2~3g (吞), 研末吞服

最大剂量2g或1g

苏合香: 0.3~1g (丸、散)
千金子霜: 0.5~1g (丸、散)
鸦胆子: 0.5~2g, 龙眼肉包裹/装入胶囊/压去油制成丸、片剂; 不宜入煎剂
血竭: 1~2g (末、丸)
黄药子: 1~2g (末); 5~15g (煎)
鹿茸: 1~2g (冲), 研末冲服

最大剂量小于1g

砒石: 0.002~0.004g (丸、散)
蟾酥: 0.015~0.03g (丸、散)
斑蝥: 0.03~0.06g (丸、散)
麝香: 0.03~0.1g (丸、散)
雄黄: 0.05~0.1g (丸、散)
轻粉: 0.1~0.2g/次, 1~2次/日 (丸、胶囊)
巴豆霜: 0.1~0.3g (丸、散)
珍珠: 0.1~0.3g (丸、散)
冰片: 0.15~0.3g (丸、散)
牛黄: 0.15~0.35g (丸、散)
朱砂: 0.1~0.5g (丸、散)
熊胆粉: 0.25~0.5g (丸、散)
马钱子: 0.3~0.6g (丸、散)
洋金花: 0.3~0.6g (丸、散)
胆矾: 0.3~0.6g, 温水化服
铅丹: 0.3~0.6g (丸、散)

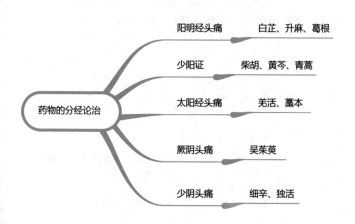

药物的分经论治

- 阳明经头痛 —— 白芷、升麻、葛根
- 少阳证 —— 柴胡、黄芩、青蒿
- 太阳经头痛 —— 羌活、藁本
- 厥阴头痛 —— 吴茱萸
- 少阴头痛 —— 细辛、独活

药物毒性

- 有毒
  - 苍耳子、山豆根、甘遂、京大戟、芫花、商陆、牵牛子、千金子
  - 制川乌、蕲蛇、香加皮、关木通、附子、苦楝皮、全蝎、蜈蚣
  - 罂粟壳、常山、瓜蒂、胆矾、半夏、天南星、白附子、黄药子
  - 白果、洋金花、朱砂、雄黄、硫黄、土荆皮、蟾酥、轻粉、铅丹
- 有大毒
  - 巴豆霜、生川乌、生草乌、昆明山海棠
  - 雷公藤、马钱子、斑蝥、红粉、砒石
- 有小毒
  - 细辛、贯众、重楼、鸦胆子、吴茱萸、川楝子、艾叶
  - 土鳖虫、水蛭、虻虫、皂荚、苦杏仁、刺蒺藜、蛇床子、桃仁

药物煎服法

- 不宜久煎
  - 紫苏叶、香薷（发表）、荆芥、鱼腥草、决明子（通便）
  - 大黄（泻下）、臭梧桐（高血压）、芥子

- 先煎
  - 生石膏、寒水石、水牛角、附子、制川乌、制草乌
  - 昆明山海棠、滑石块、灶心土（布包先煎）、自然铜
  - 海蛤壳、海浮石、瓦楞子、礞石、生磁石、龙骨、龙齿
  - 石决明、珍珠母、牡蛎、紫贝齿、代赭石、鹿角霜、紫石英
  - 龟甲、鳖甲、赤石脂、禹余粮、生铁落、石斛、生自然铜

- 后下
  - 薄荷、青蒿、番泻叶、徐长卿、砂仁、白豆蔻
  - 草豆蔻、肉桂、沉香、檀香、降香、苦杏仁（生品）
  - 钩藤、生大黄、木香、鱼腥草

- 包煎
  - 有绒毛　辛夷、旋覆花
  - 粉末
    - 蒲黄、滑石粉、青黛、海金沙（成熟孢子）、海蛤粉
    - 五灵脂、礞石（布包先煎）、灶心土（布包先煎）、蚕沙
  - 黏性强　车前子、儿茶（多入丸散）、葶苈子

- 入丸散
  - 麝香、冰片、苏合香、蟾蜍、朱砂、牛黄、琥珀、芦荟、巴豆
  - 马钱子、雷丸、羚羊角、血竭、甘遂、雄黄、硫黄、砒石、鹤草芽

- 泡服（焗服）
  - 藏红花（西红花）、胖大海、番泻叶（或后下）、肉桂（或后下）

- 不入煎剂
  - 雷丸（蛋白酶）、琥珀、芦荟、朱砂、牛黄
  - 开窍药（麝香、冰片、苏合香、蟾蜍）
  - 不宜入煎剂的泻下药
    - 芒硝、芦荟、甘遂
    - 巴豆霜、千金子

- 特殊用法
  - 煎汤代水　灶心土、玉米须、丝瓜络、金钱草
  - 冲服　芒硝、竹沥、琥珀
  - 烊化兑服　阿胶、鹿角胶、龟甲胶、鳖甲胶、鸡血藤胶、蜂蜜、饴糖
  - 另煎　羚羊角、人参、红参、西洋参、鹿茸
  - 只供外用，不作内服　巴豆、土荆皮、红粉、炉甘石

治疗便秘的药物

仁类
- 除砂仁、酸枣仁、益智仁、薏苡仁
- 火麻仁、郁李仁、松子仁、桃仁
- 苦杏仁、甜杏仁、柏子仁、核桃仁、瓜蒌仁

子类
- 除车前子、菟丝子、五倍子、莲子、五味子、诃子、金樱子
- 牛蒡子、决明子、冬葵子、紫苏子

其他
- 知母、生地黄、玄参、肉苁蓉、锁阳、当归、何首乌
- 麦冬、天冬、桑椹、蜂蜜、硫黄、胖大海、槟榔

治风湿热痹的药物

清热药	白鲜皮
祛风湿药	秦艽、桑枝、豨莶草、防己
利水渗湿药	木通、薏苡仁
平肝息风药	地龙

治疗风热目赤肿痛的药物

解表药	薄荷、蝉蜕、桑叶、菊花、蔓荆子
清热药	决明子、密蒙花、秦皮、野菊花、赤芍
利水渗湿药	珍珠草
平肝息风药	石决明、刺蒺藜、珍珠、僵蚕

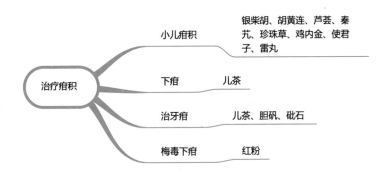

小儿疳积 —— 银柴胡、胡黄连、芦荟、秦艽、珍珠草、鸡内金、使君子、雷丸

治疗疳积
下疳 —— 儿茶
治牙疳 —— 儿茶、胆矾、砒石
梅毒下疳 —— 红粉

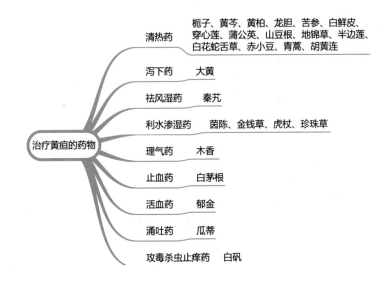

清热药 —— 栀子、黄芩、黄柏、龙胆、苦参、白鲜皮、穿心莲、蒲公英、山豆根、地锦草、半边莲、白花蛇舌草、赤小豆、青蒿、胡黄连

泻下药 —— 大黄
祛风湿药 —— 秦艽
利水渗湿药 —— 茵陈、金钱草、虎杖、珍珠草
理气药 —— 木香
止血药 —— 白茅根
活血药 —— 郁金
涌吐药 —— 瓜蒂
攻毒杀虫止痒药 —— 白矾

治疗黄疸的药物

治疗淋证 —— 血淋
小蓟、藕节、蒲黄、石韦、瞿麦、栀子、地锦草
白薇、葫芦、通草、萹蓄、海金沙
侧柏叶、白茅根、苎麻根、血余炭、郁金、益母草
牛膝、北刘寄奴、海浮石、琥珀

治疗淋证 —— 石淋
滑石、海金沙、冬葵子、金钱草、鸡内金

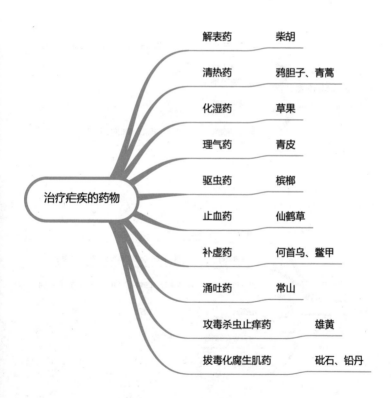

治疗疟疾的药物

解表药　　柴胡

清热药　　鸦胆子、青蒿

化湿药　　草果

理气药　　青皮

驱虫药　　槟榔

止血药　　仙鹤草

补虚药　　何首乌、鳖甲

涌吐药　　常山

攻毒杀虫止痒药　　雄黄

拔毒化腐生肌药　　砒石、铅丹

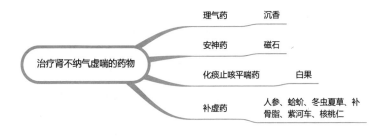

治疗肾不纳气虚喘的药物
- 理气药 —— 沉香
- 安神药 —— 磁石
- 化痰止咳平喘药 —— 白果
- 补虚药 —— 人参、蛤蚧、冬虫夏草、补骨脂、紫河车、核桃仁

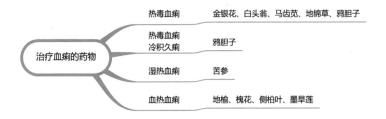

治疗血痢的药物
- 热毒血痢 —— 金银花、白头翁、马齿苋、地锦草、鸦胆子
- 热毒血痢 冷积久痢 —— 鸦胆子
- 湿热血痢 —— 苦参
- 血热血痢 —— 地榆、槐花、侧柏叶、墨旱莲

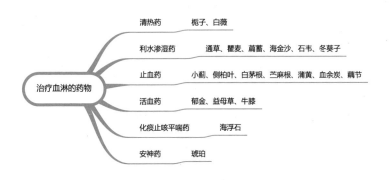

治疗血淋的药物
- 清热药 —— 栀子、白薇
- 利水渗湿药 —— 通草、瞿麦、萹蓄、海金沙、石韦、冬葵子
- 止血药 —— 小蓟、侧柏叶、白茅根、苎麻根、蒲黄、血余炭、藕节
- 活血药 —— 郁金、益母草、牛膝
- 化痰止咳平喘药 —— 海浮石
- 安神药 —— 琥珀

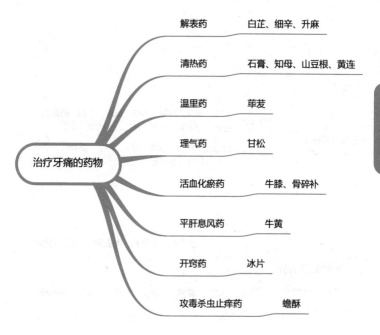

治疗牙痛的药物

- 解表药 —— 白芷、细辛、升麻
- 清热药 —— 石膏、知母、山豆根、黄连
- 温里药 —— 荜茇
- 理气药 —— 甘松
- 活血化瘀药 —— 牛膝、骨碎补
- 平肝息风药 —— 牛黄
- 开窍药 —— 冰片
- 攻毒杀虫止痒药 —— 蟾酥

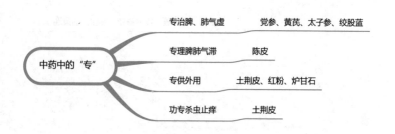

中药中的"专"

- 专治脾、肺气虚 —— 党参、黄芪、太子参、绞股蓝
- 专理脾肺气滞 —— 陈皮
- 专供外用 —— 土荆皮、红粉、炉甘石
- 功专杀虫止痒 —— 土荆皮

主治便血药

大肠湿热 —— 地榆、槐花、槐角、黄芩、黄连、黄柏、防风炭
枳壳、赤石脂、三七、花蕊石、茜草、降香

脾胃虚寒 —— 灶心土、党参、白术、附子、炮姜、鹿角胶、艾叶
阿胶、白及、乌贼骨、棕榈炭、仙鹤草、三七、花蕊石

主治腹泻的药物

赤石脂、禹余粮、肉豆蔻、诃子、石榴皮

罂粟壳、乌梅、五倍子、明矾、臭椿皮

主治痢疾药

黄连、黄芩、黄柏、秦皮、白头翁、鸦胆子

苦参、地榆、山楂炭、马齿苋、槟榔

仙鹤草、穿心莲、炒金银花、龙胆、胡黄连

药物特殊特点总结

特殊特点	作用
不宜入煎剂的泻下药	芒硝、芦荟、甘遂、巴豆霜
用治肝热目赤兼大便秘结的药物	决明子、大黄、芦荟
具有破气作用的药物	青皮、枳实
具有温肺化饮的药物	细辛、干姜
具有制酸止痛的药物	吴茱萸、海蛤壳、瓦楞子、牡蛎、海螵蛸、石决明
治疗妇女倒经	郁金
治疗噤口痢	石菖蒲
外敷有发泡作用的药物	斑蝥、芥子、大蒜
甘草解毒的含义	解热毒、解药毒
能平补肺脾肾三经的药物	山药、黄精
治疗阴虚盗汗，具有标本兼顾作用的药物	五味子、白芍、牡蛎、龙骨
忌火煅	雄黄

特殊配伍

特殊配伍	配伍作用
桂枝与白芍；生姜与大枣	调和营卫
黄连配伍吴茱萸	肝火犯胃，呕吐吞酸
槟榔配木瓜	脚气肿痛
桔梗配伍杏仁	宣降肺气

常考性味总结

药物	性味	药物	性味
柿蒂	苦、涩，平	生地黄	甘，寒
川楝子	苦，寒，有小毒	山药	甘，平
党参	甘，平	太子参	甘、微苦，平
薏苡仁	甘、淡，凉	芒硝	咸、苦，寒
桂枝	辛、甘，温	麦芽	甘，平
肉桂	辛、甘，大热	茜草	苦，寒
苦杏仁	苦，微温，有小毒	香加皮	辛、苦，温，有毒

常考归经总结

药物	归经	药物	归经
桂枝	心、肺、膀胱	乌药	肺、脾、肾、膀胱
枳实	脾、胃（大肠）	茜草	肝
栀子	心、肺、（胃）、三焦	川楝子	肝、小肠、膀胱
甘草	心、肺、脾、胃	半夏	脾、胃、肺
山楂	脾、胃、肝	广藿香	脾、胃、肺
山药	脾、肺、肾	天花粉	肺、胃
莱菔子	肺、脾、胃	麦芽	脾、胃、肝
肉桂	肾、脾、心、肝	木香	脾、胃、大肠、三焦、胆经
香附	肝、脾、三焦		

常考药物剂量

药物	剂量	药物	剂量
马钱子	0.3～0.6g，炮制后入丸散	巴豆霜	0.1～0.3g，丸散
朱砂	0.1～0.5g，丸散	胆矾	0.3～0.6g，温水化服
瓜蒂	煎服，2.5～5g；丸散，每次0.3～1g	雄黄	0.05～0.1g，丸散
藜芦	0.3～0.6g，丸散	人参	煎服，3～9g；挽救虚脱15～30g，文火另煎兑服
木通	煎服，3～6g	沉香	煎服，1～5g，后下

经典表述

药物	经典表述
川芎	上行头目，下调经水，中开郁结
延胡索	能行血中气滞，气中血滞，故专治一身上下诸痛
乌药	上入肺、中走脾、上达肺与膀胱
合欢皮	安五脏，和心志，令人欢乐无忧
香附	乃气病之总司，女科之主帅也

多重功用

功用	药物
既补血，又活血	鸡血藤、当归
既能止血，又能补血	阿胶
既能燥湿止带，又能消肿排脓	白芷
既治风湿热痹，又治湿热黄疸	白鲜皮
既治梅毒，又治疥癣麻风	蕲蛇、大风子
既能散外风，又能息内风	蝉蜕、蕲蛇、天麻、防风、僵蚕
既能疏肝，又能和胃	香橼、佛手、玫瑰花、木蝴蝶、荔枝核、娑罗子、麦芽
既能祛风，又能止痉	防风、蝉蜕、白僵蚕、蜈蚣、蕲蛇、乌梢蛇、天南星、白附子、天麻
既能祛风湿，通经络，又能降压、解毒	豨莶草
既能补脾，又能涩精	山药、莲子、菟丝子、芡实
既能润肺化痰止咳，又杀虫灭虱	百部
既有泻火凉血，活血祛瘀，又能清泄湿热	大黄
既能补肝肾、强筋骨，又能续折伤	续断

功用	药物
既止咳，又止呕	紫苏叶、生姜、白茅根、旋覆花、枇杷叶、半夏、乌梅
既补肾，又固涩	山茱萸、覆盆子、菟丝子、山萸肉、沙苑子、补骨脂、益智仁、五味子、桑螵蛸、莲子、芡实、韭菜子、山药
既能利尿通淋，又能止痒	萹蓄、地肤子
既能清湿热，又能除疳热	胡黄连
既能降气化痰，又能宣散风热	前胡
既能降气化痰，又能降逆止呕	旋覆花
既能祛风湿，又能强筋骨	五加皮、香加皮、桑寄生、狗脊、千年健、雪莲花、淫羊藿、巴戟天、仙茅
既能清肺热、降肺气而化痰止咳，又能清胃热、降胃气而止呕止呃	枇杷叶
既能疏肝行气，又能清泄肝火	川楝子
既治肝风内动，又治肝阳上亢	羚羊角、天麻、钩藤
既能镇惊安神，又能活血散瘀、利尿通淋	琥珀
既能泻下逐水，又能消肿散结	甘遂、京大戟、商陆

功用	药物
既能泻下逐水，又能去积杀虫	牵牛子
既能补肾助阳，又能固精缩尿	补骨脂、益智仁、桑螵蛸、覆盆子、沙苑子
既治寒湿中阻证，又治疟疾	草果
既能清热化痰，又能清心定惊	天竺黄
既能利尿通淋，又能清心火	栀子、竹叶、淡竹叶、连翘、木通、灯心草、小蓟
既能利尿通淋，又能通乳汁	木通、关木通、通草、冬葵子、王不留行
既能益肾固精，又能健脾止泻	莲子、芡实
既能益气养阴，又能清热生津	西洋参
既能疏散风热，又能利咽、透疹	薄荷、牛蒡子、蝉蜕
既治肠燥便秘，又治水肿、小便不利	郁李仁、冬葵子
既可治气滞血瘀之胸胁疼痛，又可治风寒湿痹、肩臂疼痛	姜黄
既可治气滞血瘀之胸胁疼痛，又可治气火上逆、吐血衄血	郁金
既能活血化瘀，又能利尿通淋	牛膝、琥珀、瞿麦、王不留行、蒲黄

功用	药物
既可用治目赤肿痛，又可用治喉痹口疮	冰片
既能补肾益肺，又能止血化痰	冬虫夏草
既可用治风眼赤烂，又可治牙疳口疮	胆矾
既能清肝明目，又能平抑肝阳	菊花、桑叶、石决明
既治肺热咳嗽，又治胃热呕吐	白茅根、芦根、竹茹、枇杷叶
既治肺热咳嗽，又治血热脱发	侧柏叶

各章药物总体归经

章名	归经	章名	归经
解表药	主入肺、膀胱经	清热药	肺、胃、心、肝等
泻下药	主归大肠经	化湿药	主入脾、胃经
利水渗湿药	主归膀胱、小肠、肾、脾经	理气药	主归脾、胃、肝、肺经
消食药	主归脾、胃经	驱虫药	主入脾、胃、大肠经
止血药	归心、肝、脾经为主，尤以归心、肝二经者为多	活血化瘀药	归心、肝两经为主

续表

章名	归经	章名	归经
化痰止咳平喘药	主归肺经	安神药	主入心、肝经
平肝息风药	均入肝经	开窍药	皆入心经
收涩药	主入肺、脾、肾、大肠经	涌吐药	主归胃经

附件

2023 中医综合试题概况及中药学考试大纲

一、中医综合试题概况

Ⅰ 考试性质

临床医学综合能力（中医）是为医学高等院校及科研院所招收中医临床医学专业学位硕士研究生而设置的具有选拔性质的全国招生考试科目。目的是科学、公平、有效地测试考生是否具备继续攻读中医临床医学专业学位硕士所需要的医学基础理论和临床基本技能。评价的标准是高等医学院校中医临床医学专业优秀本科毕业生能达到的及格或及格以上水平，以利于各高校及科研院所择优选拔，确保中医临床医学专业硕士研究生的招生质量。

Ⅱ 考查目标

临床医学综合能力（中医）考试范围包括临床医学人文精神，基础医学中的中医基础理论、中医诊断学、中药学、方剂学，临床医学中的中医内科学和针灸学。临床医学人文

精神重点考查医学职业责任意识、医患沟通能力、医学伦理法规等基本职业素养；基础医学部分重点考查中医学的基本理论知识及理论联系实际的能力；临床医学部分重点考查运用中医学的理论知识，对临床常见病进行辨证论治，解决临床实际问题的能力。

本考试旨在三个层次上测试考生对中医学理论知识以及医学人文知识的掌握程度和运用能力。三个层次的基本要求分别为：

1. 熟悉记忆：熟悉记忆中医学基础理论，诊法与辨证，常用中药的药性功用，方剂的组成用法、功用主治、配伍意义，腧穴的定位主治，刺灸法，以及临床常见病证的辨证论治规律、医学人文等知识，并准确理解相关概念和基本原理。

2. 分析判断：运用中医学的基本理论和方法，分析解释病证发生发展及诊治的机制，并对常用中药、方剂、腧穴、治法及病证进行分析与判断；运用医学人文相关知识，分析判断医患沟通、医学伦理法规等问题。

3. 综合运用：综合运用中医学基本理论和方法，阐释有关的理论问题，并对临床常见病证进行诊断、立法、遣药处方、针灸治疗；综合运用医学人文基本理论和方法，解决临床和医学研究中常见的伦理法规等问题。

Ⅲ 考试形式和试卷结构

一、试卷满分及考试时间

本试卷满分为 300 分，考试时间为 180 分钟。

二、答题方式

答题方式为闭卷、笔试。

三、试卷内容结构

中医基础理论	约 13%
中医诊断学	约 13%
中药学	约 13%
方剂学	约 13%
中医内科学	约 28%
针灸学	约 14%
临床医学人文精神	约 6%

四、试卷题型结构

A 型题　　第 1～36 小题，每小题 1.5 分，共 54 分

　　　　　第 37～81 题，每小题 2 分，共 90 分

B 型题　　第 82～105 题，每小题 1.5 分，共 36 分

X 型题　　第 106～165 题，每小题 2 分，共 120 分

二、中药学考试大纲

1. 中药、本草、中药学的概念，历代本草学的主要成就及其主要代表作。

2. 道地药材的概念与意义，中药的产地与疗效的关系，

适时采集中药的目的与方法，中药炮制的概念、目的和主要方法。

3.中药药性、药性理论的概念；四气、五味、归经、升降浮沉的概念，确定依据，所代表药性的作用及指导临床用药的意义；影响升降浮沉的因素；中药毒性的概念、中药中毒的原因，以及应用有毒中药的注意事项。

4.中药配伍的概念、目的与方法，配伍禁忌、妊娠用药禁忌、证候用药禁忌、服药饮食禁忌的概念及内容，中药剂量的概念及确定剂量的依据，中药汤剂的煎煮方法及服药的时间与方法。

5.按功效分类各类药物的含义、性能特点、功效、适应证、配伍方法及使用注意。

6.下列临床常用中药的药性、功效、主治病证、常用配伍、用法用量、使用注意及相似功用鉴别要点。

（1）解表药：麻黄、桂枝、紫苏叶、生姜、荆芥、防风、香薷、羌活、白芷、细辛、苍耳子、薄荷、牛蒡子、蝉蜕、桑叶、菊花、葛根、柴胡、升麻、蔓荆子。

（2）清热药：石膏、知母、栀子、芦根、天花粉、夏枯草、决明子、黄芩、黄连、黄柏、龙胆、苦参、白鲜皮、金银花、连翘、蒲公英、紫花地丁、鱼腥草、射干、山豆根、白头翁、大青叶、板蓝根、青黛、贯众、重楼、土茯苓、熊胆粉、生地黄、玄参、牡丹皮、赤芍、水牛角、青蒿、地骨皮、白薇。

（3）泻下药：大黄、芒硝、火麻仁、甘遂、巴豆霜、牵牛子、京大戟、芫花。

（4）祛风湿药：独活、木瓜、威灵仙、蕲蛇、秦艽、防己、桑寄生、五加皮。

（5）化湿药：苍术、厚朴、广藿香、佩兰、砂仁、豆蔻。

（6）利水渗湿药：茯苓、薏苡仁、泽泻、猪苓、车前子、滑石、木通、通草、石韦、瞿麦、萆薢、茵陈、金钱草、虎杖。

（7）温里药：附子、肉桂、干姜、吴茱萸、花椒、丁香、高良姜。

（8）理气药：陈皮、青皮、枳实、枳壳、木香、香附、乌药、沉香、檀香、川楝子、薤白。

（9）消食药：山楂、莱服子、鸡内金。

（10）驱虫药：使君子、苦楝皮、槟榔、雷丸。

（11）止血药：大蓟、小蓟、地榆、槐花、白茅根、苎麻根，白及、仙鹤草、三七、茜草、蒲黄、艾叶。

（12）活血化瘀药：川芎、延胡索、郁金、姜黄、乳香、没药、五灵脂、丹参、红花、桃仁、益母草、泽兰、鸡血藤、牛膝、王不留行、土鳖虫、马钱子、血竭、三棱、莪术、水蛭、斑蝥。

（13）化痰止咳平喘药：半夏、天南星、白附子、芥子、旋覆花、白前，川贝母、浙贝母、瓜蒌、胆南星、桔梗、竹茹、苦杏仁、紫苏子、百部、紫菀、款冬花、桑白皮、葶苈

子、白果。

（14）安神药：朱砂、磁石、龙骨、琥珀，酸枣仁、柏子仁、远志。

（15）平肝息风药：石决明、牡蛎、代赭石、羚羊角、牛黄、钩藤、天麻、地龙、全蝎、蜈蚣、僵蚕。

（16）开窍药：麝香、石菖蒲。

（17）补虚药：人参、西洋参、党参、太子参、黄芪、白术、山药、甘草、鹿茸、淫羊藿、巴戟天、杜仲、续断、菟丝子、补骨脂、紫河车、肉苁蓉、蛤蚧、冬虫夏草、当归、熟地黄、白芍、何首乌、阿胶、北沙参、南沙参、麦冬、天冬、玉竹、石斛、百合、黄精、枸杞子、墨旱莲、女贞子、龟甲、鳖甲。

（18）收涩药：五味子、乌梅、诃子、肉豆蔻、赤石脂，山茱萸、覆盆子、桑螵蛸、海螵蛸、金樱子、莲子、芡实、椿皮。

（19）涌吐药：常山。

（20）攻毒杀虫止痒药：雄黄、硫黄、蟾酥、蛇床子。

（21）拔毒化腐生肌药：红粉、炉甘石、硼砂。

7.下列临床常用中药的药性、功效、主治病证、用法用量、使用注意及相似功用鉴别要点。

（1）解表药：藁本、辛夷、葱白，淡豆豉、浮萍。

（2）清热药：淡竹叶、密蒙花、秦皮、穿心莲、野菊花、白花蛇舌草、败酱草、大血藤、马勃、马齿苋、鸦胆子、漏